LE HANDICAP AU FOND DU CARTABLE

ARMELLE BRIÈRE-SAVARD

LE HANDICAP AU FOND DU CARTABLE

LES ÉDITIONS DU CERF

www.editionsducerf.fr
24, rue des Tanneries
75013 Paris

ISBN 978-2-204-14384-4

À Matthieu, Elsa et Mamadou
devenus immortels avec tous les souvenirs
qu'ils m'ont laissés.

À Domitille, Pierre-Louis,
Gaultier et Priscille mes enfants.

À Alice, Ana-Lucia,
Maxence et Hugo mes filleuls.

La vie est dure et belle, indissociablement,
il ne faut ni compter esquiver le tragique,
ni méconnaître la joie.

Laurence Cossé

Préface

Lorsqu'Armelle Brière-Savard me fait parvenir son récit *Le handicap au fond du cartable*, je suis tout surpris de découvrir qu'Armelle est médecin à l'EREA Toulouse-Lautrec à Vaucresson, l'Établissement régional d'enseignement adapté situé à côté de l'hôpital de Garches. Il y a une vingtaine d'années, à la suite de l'émission « La Marche du Siècle » de Jean-Marie Cavada à laquelle je participais, la directrice de l'EREA me contacte pour que je vienne témoigner devant les élèves de l'établissement.

Je me trouve en présence d'une centaine d'adolescents très handicapés. Je suis saisi de vertige, moi le tétraplégique, devant tant de fragilité et de différence.

Ce sont ces jeunes qu'Armelle Brière-Savard côtoie depuis quelques années. Ils sont âgés de 6 à 22 ans environ, « sont paralysés, estropiés, déformés, rescapés d'accident ou de traitement. Cloués dans un fauteuil roulant électrique, accrochés à un déambulateur ou à des béquilles, envahis par des mouvements brusques et involontaires, incompris en raison de difficultés d'élocution, fatigués par les efforts à fournir en permanence… ».

Il me faudra de longues minutes pour me désarmer et être capable de considérer chacun d'entre eux, de percevoir son chemin de dignité, au-delà d'une normalité défaillante et d'une parole parfois incertaine.

En milieu valide, Armelle Brière-Savard dit très justement : « la différence est hors norme, ici c'est l'inverse : la différence est la norme ! » Dans ces vies à l'extrême, quelle espérance, quelle envie ; « les rêves deviennent des objectifs à atteindre ».

Armelle Brière-Savard transcrit admirablement cette sidération enchanteresse qu'elle a ressentie depuis qu'elle est un des médecins référents de cet établissement scolaire si particulier, avec une humanité que l'on aimerait bien retrouver un peu dans notre vie quotidienne tant la chaleur humaine y est perceptible.

J'ai participé avec mon diable-gardien Abdel à un documentaire réalisé par Mireille Dumas, *À la vie, à la mort*, et tourné à l'EREA. Ce documentaire inspirera Éric Toledano et Olivier Nakache pour réaliser leur film *Intouchables*, avec le succès que l'on connaît. J'ai revu ce documentaire récemment et je retrouve cette joie que transmet si bien Armelle Brière-Savard. Quelle leçon de vie, quel courage, quelle dignité !

Ma fille m'aide à lire le récit d'Armelle, elle me tourne les pages et je perçois l'émotion et l'humilité devant tant de grandeur, le recueillement devant tant de souffrance. Je pleure avec elle la mort d'Antoine et le découragement de Salma, je suis admiratif de l'épopée de Jérôme et de tous ces aventuriers de la vie que sont les élèves de l'établissement. Armelle, entourée de toute une équipe éducative et paramédicale, va les côtoyer pendant des années, les assister dans les périodes de grande fragilité, se réjouir avec eux des petits et des grands succès ; Armelle grandira avec eux et c'est une merveilleuse leçon de vie qu'elle nous fait partager avec compétence, générosité, sensibilité. La palette des émotions et réflexions est large.

Nous sortons de cette lecture meilleurs, optimistes, avec le sentiment d'avoir trouvé un sens possible à l'existence, comme Marina qui a fait de sa maladie et de la fragilité inhérente à sa vie, une ouverture. Cette maladie lui a permis, témoigne-t-elle, de devenir solide pour désormais s'aventurer, avec confiance, dans la vie. À son image, en refermant le livre émouvant d'Armelle Brière-Savard, il nous ne reste plus qu'à mettre « la main dans le chapeau » et nous engager à soutenir cet univers où « la vie bat plus fort ».

PHILIPPE POZZO DI BORGO

CHAPITRE 1

LUNDI MATIN

C'est reparti, comme tous les lundis, il faut trouver l'énergie d'aller travailler.

Vite, la cloche va bientôt sonner, pour moi aussi.

À quelques kilomètres de la tour Eiffel, dans une banlieue boisée, juste à l'écart d'un quartier résidentiel cossu, enfoui derrière un épais rideau de conifères, bien à l'abri des regards, un bâtiment est dissimulé. Quelle vie secrète et parallèle semble-t-on vouloir nous cacher ? Quel est ce monde coupé du monde ?

Accrochée à la grille, la pancarte avec le logo, représentant une personne debout et une autre en fauteuil, côte à côte, réunies autour d'un livre, m'indique que je suis parvenue à destination.

Un laissez-passer me permet de franchir le portail de la grille. Je me faufile entre les ambulances et les taxis banalisés. J'évite les chauffeurs qui aident leurs passagers à descendre des véhicules et déchargent leurs bagages. Ces taxis ne sont pas de luxueuses berlines noires mais des camionnettes blanches, les chauffeurs ne sont pas en costume et gants blancs mais en polaire et baskets, les bagages ne sont pas estampillés Vuitton, ce sont de grosses valises bon marché, de volumineux sacs de sport, des sacs à dos et des cartables à roulettes.

Le bâtiment imposant, où tous s'engouffrent, vient tout juste d'être rénové. Alliant bois et verre, il rutile. Il ressemble à un majestueux navire, à un trimaran pouvant filer sur l'océan avec trois bâtiments coques qui communiquent entre eux. La coque centrale rassemble les salles de classe empilées sur trois étages. Les coques latérales, véritables flotteurs du navire, regroupent d'un côté les lieux éducatifs d'internat et de cantine ; et de l'autre côté, l'infirmerie médicalisée et les salles de rééducation paramédicale.

Je rejoins l'étage de mon service et franchis la porte de mon bureau. La pièce est sobre. Seule une représentation de bateaux aux voiles colorées égaie les murs blancs. J'entends dehors des cris d'enfants qui jouent, d'autres qui se chamaillent, tout ce qu'il y a de plus classique dans une cour de récréation. Par la fenêtre, je reconnais certains courir après un ballon. D'autres ne peuvent pas courir, alors ils roulent, ou très exactement ils font rouler leur fauteuil après le ballon.

La cloche sonne dans le bâtiment face au mien, les salles de classe s'allument, j'enfile ma blouse. Elle est blanche, avec de grandes poches pour y glisser mes outils de travail : d'un côté, mon stéthoscope et de l'autre mon téléphone interne, puisque je dois rester joignable à tout moment.

*

Tout juste le temps de jeter un coup d'œil sur le planning de la journée : un rendez-vous avec un professeur du collège, en début de matinée, avant les récréations, et une consultation d'admission en début d'après-midi. Mon téléphone sonne déjà.

Monsieur Richard, le kinésithérapeute, demande que je vienne examiner sans tarder Antoine qui est gêné pour respirer. Antoine est encombré, les alarmes de la machine de ventilation, accrochée à son fauteuil roulant, et sur laquelle il est branché 24h/24 pour respirer, sonnent sans discontinue, m'indique-t-il. Antoine est venu directement en salle de kinésithérapie en sortant de son ambulance, il saluera ses amis dans la cour de récréation, un peu plus tard. Pour l'instant, il sait que le plus important est d'être désencombré.

Monsieur Richard a de l'expérience, plus que moi ! C'est un expert, il a des années de pratique derrière lui, sa blouse est davantage usée que la mienne. Il a déjà pris l'initiative de commencer des manœuvres de kinésithérapie pour aider Antoine à cracher. Celui-ci est fragile et peut vite s'épuiser à mal respirer.

Pas le temps de consulter le journal de bord interne à l'établissement relatant les transmissions des infirmières, pas davantage de temps pour répondre à mes mails. Juste s'assurer que j'ai bien le stéthoscope dans la poche de ma blouse. Je sors du bureau rapidement mais sans précipitation. Ce n'est pas le moment de me faire percuter par un élève en fauteuil électrique qui repartirait de l'infirmerie à vive allure, impatient de retourner en classe. La vitesse des fauteuils électriques n'est pas bridée. Il n'y a pas de radar dans les couloirs, certains aiment l'ivresse de la vitesse et vont parfois un peu vite. Je gagne promptement l'une des deux salles de kinésithérapie pour évaluer l'état clinique d'Antoine. J'irai saluer les infirmières plus tard.

Antoine a passé une mauvaise nuit. Il a eu besoin d'être aspiré par sa maman, quatre fois, se souvient-il. Aspirer, quand on a un enfant branché 24h/24 sur une machine de ventilation, c'est un peu comme le moucher, m'avait dit la maman d'Antoine lors de la consultation d'admission, à la différence qu'il s'agit là de « moucher » la trachée et les bronches. Un coup à prendre pour le bien-être de mon fils, m'avait-elle répondu !

Antoine n'aime pas manquer les cours, je le sais. Il me l'a dit le jour de la rentrée scolaire. Il était si fier d'intégrer notre établissement pour y suivre sa scolarité de lycéen qu'il avait mis son costume et sa cravate ! Il était beau Antoine, cet imposant adolescent de 16 ans, en costume noir, bien droit, sanglé dans son fauteuil roulant électrique, branché sur sa machine pour respirer et bien décidé à répondre présent à l'appel de monsieur Hardy, le proviseur.

Ce matin, Antoine est moins fier. Il est surtout très fatigué par cette difficulté à respirer et son lever matinal. Il habite à plus d'une heure de transport en ambulance de l'établissement, dans une banlieue moins cossue que celle où nous sommes. Et il lui en faut du temps pour s'habiller, prendre son petit déjeuner. Pour se faire habiller et pour se faire donner son petit déjeuner est plus exact, ses muscles ne lui permettent plus ces gestes du quotidien.

Antoine ne bouge que la tête et les doigts. Il est atteint d'une maladie neuromusculaire dégénérative qui lui permet désormais seulement de parler, de mastiquer et d'exercer avec ses doigts une légère pression de quelques grammes sur la commande de son fauteuil roulant électrique pour se déplacer. Antoine a besoin d'aide pour tous les AVQ – actes de la vie quotidienne –, comme on dit dans le jargon : s'habiller, se lever, faire sa toilette, se nourrir, boire, écrire, ouvrir son cartable, sortir son livre… Quand j'ai besoin d'écrire un certificat médical, « AVQ » est plus court que « actes de la vie quotidienne » et ce sigle, en lettres majuscules, est plus lisible que mon écriture en pattes de mouche.

Avec l'aide précieuse de monsieur Richard qui dégage Antoine de son corset, je l'examine. Son auscultation pulmonaire est mauvaise avec beaucoup de râles bronchiques malgré les manœuvres de désencombrement déjà pratiquées par le kinésithérapeute. Le calme olympien de monsieur Richard est contagieux, il me permet de garder ma lucidité. Les crachats sont encore propres, le mercure du thermomètre ne monte pas, le pouls est bien frappé avec un rythme acceptable et les chiffres du capteur d'oxygénation posé au pouce d'Antoine me rassurent. Il n'est pas nécessaire de le faire hospitaliser pour l'instant, je l'escorte jusqu'à l'infirmerie et le fais installer dans une chambre pour qu'il se repose au calme, sous la surveillance des infirmières et qu'il soit à nouveau désencombrer. Je réévaluerai son état dans une heure, pas plus, inutile alors de lui faire rater davantage de cours s'il a repris des forces.

Antoine est rassuré, les traits de son visage se détendent. J'en profite pour lui demander si le dossier familial de relogement a avancé depuis le mois de juin, quand nous en avions parlé avec sa maman, lors de la dernière consultation. Il faut absolument que j'en parle à l'assistante sociale. Il n'est pas possible que le papa d'Antoine doive toujours dégonder la porte de la salle de bain pour y faire entrer le fauteuil de son fils pour sa toilette.

Je lui demande aussi des nouvelles d'Alexandra, sa petite sœur, âgée de 13 ans et porteuse de la même maladie, mais à un état moindre pour l'instant, ce qui lui permet de rester scolarisée en milieu valide, près du domicile familial.

Un certain nombre de handicaps sont liés à des maladies génétiques, avec plusieurs cas possibles dans une même famille. Un frère aîné et une sœur cadette comme Antoine et Alexandra ; le père et la fille, comme Alya et son papa ; ou deux sœurs jumelles, comme Jeanne et Louise. C'est alors une épreuve familiale régie d'une part selon les lois de la génétique et d'autre part selon l'évolution de ces maladies neuromusculaires dégénératives. Les premiers signes n'apparaissent qu'au bout de quelques années, dans l'enfance ou à l'âge adulte, alors que des frères et sœurs plus jeunes sont nés, sans avoir eu la proposition d'un diagnostic anténatal.

CHAPITRE 2

MARY POPPINS

Une femme, tout juste la trentaine, un sac fourre-tout à la main, attend dans le couloir de l'infirmerie, face à la porte de mon bureau. Il ne lui manque que le parapluie pour ressembler parfaitement à Mary Poppins. Je présume qu'il s'agit de ce professeur du collège qui a demandé à me rencontrer. Elle doit être nouvelle dans l'établissement car je ne l'ai jamais croisée. En guise de salle d'attente, quelques chaises sont alignées le long d'un large couloir. Suffisamment large pour que deux fauteuils roulants puissent se croiser. Pour égayer ce couloir sont exposées des maquettes de bateau. « Radeau de fortune » : tel était le thème du travail donné par les professeurs de technologie et d'arts plastiques. Madame Martin vient de prendre un poste de professeur de français au collège. J'imagine qu'elle a pris rendez-vous parce qu'elle est un peu perdue. Chaque année à la même période, de nouveaux professeurs me sollicitent. Ils cherchent un éclaircissement médical sur leurs élèves.

Madame Martin n'est pas novice dans l'enseignement. Après quelques années dans un collège de banlieue sans histoire, elle a souhaité une mutation. Venir ici ne lui fera pas gagner de point pour sa carrière, ne lui donnera pas de meilleur salaire. Sa motivation tient du volontariat.

Madame Martin est portée par un projet personnel d'adaptation à l'autre, hors du commun, qui va lui demander un travail singulièrement différent de celui qu'elle a connu en milieu scolaire valide. Un défi dont elle commence à réaliser l'ampleur.

Elle n'a pas reçu de formation spécifique à la particularité des élèves de cette école, elle est « juste » volontaire et énergique, comme Mary Poppins à laquelle elle ressemble d'ailleurs aussi physiquement. Sa motivation a été approuvée lors d'un entretien avec le proviseur, seule étape spécifique au recrutement d'un enseignant dans cet établissement de l'Éducation nationale si particulier.

Dans le livret de présentation de l'école, les pathologies des élèves lui ont été expliquées de façon très succincte : paralysie cérébrale, atteinte médullaire, maladie neuromusculaire. Les professeurs comprennent alors que certains élèves peuvent être très fatigables, que d'autres sont gênés dans la motricité fine, que certaines maladies sont évolutives ; que certains jeunes ont des soins très fréquents qui leur imposent de sortir de classe. Il ne s'agit pas de nommer les pathologies. Le secret professionnel oblige à la discrétion. On peut en revanche mettre des mots sur des difficultés bien réelles dans le quotidien de la vie scolaire des élèves afin que les professeurs puissent mettre en place les adaptations possibles facilitant les apprentissages. Pour l'un ce sera donner du temps supplémentaire pour les évaluations ; pour un autre, recourir à un secrétaire – un bénévole qui transcrit à la place de l'élève – lorsque ni l'écriture, ni la frappe au clavier, ni la dictée vocale ne sont réalisables.

Je sens bien que madame Martin est surprise par l'importance du handicap de certains. Elle a pris conscience de l'ampleur de sa tâche. Elle a déjà questionné des collègues enseignants, certains sont fidèles à leur poste depuis de longues années, bien décidés à poursuivre leur mission pédagogique si singulière. Elle cherche tous azimuts des pistes pour adapter son enseignement dans le strict respect du programme scolaire. Son exigence bien réelle n'exclura pas la bienveillance.

Aujourd'hui elle souhaite m'interroger sur la spécificité de ces jeunes qui sont « élèves » pour elle et « patients » pour moi.

Je lui soumets le conseil de numériser tous ses cours. La prise de note est trop complexe pour beaucoup d'élèves. Pas question pour Anaïs et Ahmed de dépenser de l'énergie à écrire, leur handicap leur empêche la coordination, il est plus important qu'ils se concentrent sur la compréhension de la leçon. Impossible aussi pour Arthur et Inès. Après la perte de la marche il y a quelques années, ils sont désormais confrontés à la terrible perte de l'écriture. Et pourtant Inès a essayé longtemps de continuer à dessiner, elle aimait tant, elle se racontait des histoires à travers ses dessins. Elle me l'avait longuement expliqué lors de la consultation d'admission quand je lui expliquais qu'elle allait apprendre avec l'ergothérapeute le maniement de l'ordinateur, progressivement.

Madame Martin réalise le poids de l'histoire de chacun.

Elle s'inquiète tout particulièrement d'une élève, Salma, qui comme elle, est nouvelle dans l'établissement. Elle arrive du milieu valide où elle a fait son primaire avec une AESH (Assistant d'élève en situation de handicap). Ici, sans cette aide, elle est un peu perdue.

J'ai fait la connaissance de Salma lors de la consultation d'admission, avec ses parents, avant l'été. À cause d'une maladie évolutive, elle est de plus en plus envahie par des troubles de l'équilibre et des tremblements qui lui rendent la marche et l'écriture très coûteuses en énergie. Des mouvements incontrôlés des muscles occulo-moteurs, qui permettent les mouvements des yeux dans les globes oculaires, la pénalisent aussi dans la lecture même lorsque les caractères et les espaces sont agrandis. Rester en milieu valide, même avec la présence d'une AESH, devenait trop fatiguant, trop compliqué. Elle a toute sa place dans notre établissement si différent de celui où elle était scolarisée.

Sans mauvais jeu de mot, je me permets d'admettre à madame Martin que la marche d'entrée dans l'établissement est haute pour Salma. Au sens propre bien sûr en lien avec les troubles de l'équilibre mais aussi au sens figuré. Salma va devoir accepter d'apprendre les outils de compensation, alors que jusqu'à présent elle était habituée à la présence d'une aide humaine individuelle à ses côtés, à l'école pendant les cours, à la cantine et même en récréation. Je tente de rassurer le professeur. Bien sûr, nous allons trouver des adaptations médicales et des outils pédagogiques pour aider Salma.

*

Une des spécificités de l'établissement est effectivement de ne pas avoir d'AESH. Il s'agit d'apprendre aux jeunes à être autonomes dans un environnement adapté architecturalement, avec une équipe enseignante rodée aux adaptations scolaires personnalisées, des ergothérapeutes formés aux derniers outils technologiques de suppléance, une accessibilité aux soins médicaux et paramédicaux pour empiéter le moins possible sur le temps scolaire et une équipe éducative disponible pour mieux vivre les aspects physiques, psychologiques et sociaux du handicap.

Le développement des contrats d'AESH en milieu valide permet d'apporter une aide évidente à beaucoup d'enfants en situation de handicap. C'est aussi un soulagement immense pour leurs parents. L'AESH se tient aux côtés du jeune pour suppléer son physique affaibli : il porte son cartable ou son plateau à la cantine, pousse son fauteuil roulant dans les couloirs pour passer d'une classe à l'autre, l'aide à s'installer en classe, à prendre les notes, lui relit les consignes en cas de fatigabilité, peut faire office de secrétaire lors des contrôles trop longs à rédiger.

Nobles missions que celles de l'AESH, exercices très difficiles en pratique. L'AESH se doit de ne suppléer que physiquement, il lui faut trouver la juste distance pour que l'élève reste celui qui réalise le travail intellectuel puisqu'il en a les capacités. En aucun cas l'AESH ne doit se substituer et dominer les capacités intellectuelles de celui dont il est en charge. Maintenir la bonne distance face à ce jeune élève prisonnier de son corps est difficile, l'affectif rentre en jeu. L'empathie peut vite prendre le dessus et conduire à changer les rapports et les rôles de chacun. L'AESH a la tâche difficile de trouver le bon équilibre pour n'être que la béquille du jeune et non sa tête pensante. C'est d'ailleurs le plus grand service qu'il lui rendra. Cet adulte présent aux côtés du jeune en situation de handicap scolarisé en milieu valide peut aussi devenir un mur qui sépare des autres, qui exclut.

Madame Martin comprend alors le nouveau défi qui se présente à Salma. Malgré mes explications, je la sens perplexe. Est-ce échouer que d'arriver dans cet établissement à l'écart du monde valide ? Moi aussi, je me suis beaucoup posé cette question. Souvent, ces jeunes en situation de handicap moteur arrivent par dépit, lorsque les établissements scolaires en milieu valide ne parviennent plus à les accueillir. L'état de différence est devenu trop compliqué à gérer, les raisons évoquées sont multiples : le handicap devenu important nécessite des soins pluriquotidiens et une vigilance médicale accrue, la maladie neuromusculaire a évolué et est responsable d'une fatigabilité importante, incompatible avec le rythme et les effectifs souvent surchargés des classes, il n'y a pas le personnel suffisant pour aider à la cantine ou aux toilettes, les rééducations paramédicales pluri-hebdomadaires ne peuvent s'articuler dans l'emploi du temps des familles.

Effectivement, franchir la porte de l'établissement est terriblement difficile. Je le sens lors des consultations d'admission. C'est reconnaître qu'en inclusion en milieu scolaire valide, les conditions ne sont plus adaptées actuellement pour grandir et apprendre avec cette différence qu'est le handicap ou la maladie. En milieu valide, la différence est hors norme, ici c'est l'inverse : la différence est la norme !

*

Que de souffrances ressent-on lors des consultations d'admission. Le jeune et sa famille doivent faire le deuil, au moins pour un temps, du milieu valide. Les visages sont crispés, les mots le plus souvent rares. L'ambiance est lourde, éprouvante.

Les jeunes et leur famille renoncent à l'école à proximité de chez eux. Le lien avec la normalité de l'enfance ou de l'adolescence est rompu. Ils sont si démunis physiquement devant les exigences du milieu scolaire ordinaire. Pour certains, il a fallu plusieurs années avant de franchir le pas. Ils sont venus une première fois pour visiter l'établissement, mais celui-ci les renvoie trop à leur handicap ou maladie. À la vue des autres élèves, ils sont confrontés à leur propre situation, l'image dans le miroir est trop aveuglante.

Ils espèrent encore réussir à s'épanouir en inclusion, en milieu valide, et continuent avec leur famille leur parcours du combattant.

Cet espoir à vouloir poursuivre, coûte que coûte, une scolarité dans la normalité du milieu valide est bien légitime. D'ailleurs la loi handicap de 2005, fondée sur le principe du droit et des chances, illustre les valeurs de liberté, d'égalité et de fraternité. Elle oblige « l'intégration scolaire dans l'établissement le plus proche pour les enfants handicapés et les aménagements nécessaires pour la poursuite d'une scolarité continue ».

L'objectif de toute loi est bien de donner des règles pour mieux vivre ensemble. La loi handicap de 2005 a eu le mérite d'éveiller les consciences et de bousculer les habitudes pour faire entrer davantage dans nos univers, et notamment celui de l'école, les enfants en situation de handicap. En 2020, 80 % d'entre eux, soit 361 200 enfants, étaient scolarisés, soit le triple de l'effectif de 2000. Grâce aux accompagnants et aux aménagements techniques, trois enfants sur quatre le sont en milieu valide en classe adaptée type Ulis (Unité localisée pour l'inclusion scolaire) ou en classe ordinaire avec un accompagnant et/ou des aménagements techniques. Et un enfant en situation de handicap scolarisé sur quatre est en établissement spécialisé ou hospitalier (données CNESCO et Éducation nationale 2020).

Comment concilier une scolarité avec des soins infirmiers pluriquotidiens, des séances de rééducation pluri-hebdomadaires, des aides pour les gestes du quotidien que sont la toilette, l'habillage, les repas, les déplacements ? Comment résister à la fatigue quand les réveils nocturnes sont fréquents pour demander à être repositionner, puisqu'on ne peut pas bouger dans son lit, ou pour régler la machine de ventilation respiratoire dont l'alarme s'est déclenchée ?

Je me suis aussi demandé si une telle structure n'était pas un ghetto, où sont consignés ces jeunes différents, exclus de notre système normé et compétitif. La différence amène souvent à l'exclusion, cet établissement en est-il un exemple ? Ces jeunes sont-ils enfermés, parqués ici alors qu'ils pourraient être en milieu valide si celui-ci avait les moyens humains de les accueillir, avec les adaptations et les soins dont ils ont besoin ? Quelques années d'exercice et l'accompagnement de nombreux jeunes m'ont permis d'y répondre avec désormais conviction.

Plutôt que d'y voir un naufrage ou un ghetto, je préfère y voir un tremplin vers le monde valide, un sas pendant cette période difficile de l'enfance et l'adolescence, où un avenir se construit, avant une réintégration en milieu valide, à l'âge adulte.

Le corps grandit, il doit être tout particulièrement surveillé médicalement et rééduqué ces années-là. Les apprentissages se font, ils doivent être aidés si cela est laborieux. Que la maladie progresse ou qu'il s'agisse de séquelles d'un accident ou d'un traitement, l'objectif sera d'être un maximum autonome et indépendamment de l'aide d'un AESH. Il va falloir apprendre à s'adapter avec ce corps désormais différent : faire peut-être moins vite mais avec des outils de compensation, pour surtout faire seul. L'existence continue avec d'autres règles et d'autres moyens.

La force du jeune en situation de handicap sera de connaître ses possibilités, plutôt que ses limites, pour gagner en liberté et en prise d'initiative. Cela peut paraître bien paradoxal quand on pense à Salma, si dépendante.

Lors de sa consultation d'admission, en présence de ses parents, mon discours a été le plus rassurant possible. J'ai senti leur inquiétude. Comment Salma va-t-elle réussir sans AESH aussi bien en classe, qu'à la cantine ? Bien sûr qu'un éducateur lui portera son plateau à la cantine, bien sûr que son professeur lui sortira son cahier de son cartable, lui ouvrira son ordinateur, mais elle n'aura pas en permanence une présence humaine dédiée.

C'est ce défi qui est proposé aux jeunes qui intègrent l'établissement et nous nous proposons de les aider à le réussir. Effectivement, les nombreux professionnels présents jour et nuit ont à cœur cette mission. D'une certaine façon, nous sommes tous dans le même bateau, et c'est le jeune qui en est le skipper. Il sait qu'il peut compter sur son éducateur, son kinésithérapeute, son assistante sociale, ses professeurs, son ergothérapeute, son médecin… pour être au maximum de ses possibilités physiques et intellectuelles. On ose même parler d'autonomie, l'objectif de tous les parents.

Ce bateau traversera des tempêtes… Le contraire aurait été anormal. Dans ces moments tendus, c'est tout l'esprit d'équipe qui est éprouvé.

Derrière le mot « autonomie », il ne s'agit évidemment pas de faire courir le jeune paraplégique, c'est impossible à ce jour. Il ne s'agit pas de réussir à ce que le jeune atteint de myopathie parvienne à s'habiller seul maintenant que ses bras ne décollent que de quelques centimètres du plan de la tablette de son fauteuil roulant. Il ne s'agira pas non plus de retirer à la famille les soins qu'elle faisait au domicile et qui peuvent être désormais proposés dans l'établissement, sous prétexte qu'un jour ou l'autre, il faudra bien que le jeune en situation de handicap apprenne à faire sans sa famille. Je ne suis jamais à l'aise quand le mot « autonomie » est employé. J'ai l'impression d'être maladroite ou même inadaptée et totalement hors contexte quand je parle d'autonomie à Salma et aux autres, qui deviennent si dépendants même pour les actes basiques du quotidien, alors que pour moi tout est facile, tout est accessible sans effort ni fatigue.

Quand nous parlons d'apprendre l'autonomie, nous parlons finalement des possibilités d'adaptation et des possibilités d'initiative qui en découlent. Réussir à cohabiter avec le manque, reconnaître ses limites et chercher l'aide dont on a besoin pour devenir acteur de sa vie en ayant trouvé la capacité de faire des choix et prendre sa place dans la société. On retrouve alors l'étymologie du terme « autonomie ».

D'origine grecque, le mot se compose de « autos », ce qui vient de soi et de « nomos », loi : il s'agit donc de se donner à soi-même sa propre règle pour mener sa vie plutôt que la subir.

La question n'est pas d'accepter cette situation de handicap, c'est impossible car elle est inacceptable, insupportable, intolérable. Ce qui compte, c'est vivre avec sa spécificité pour rejoindre le neuropédiatre et philosophe Alain de Broca qui définit l'autonomie comme le « pouvoir être plus que le pouvoir faire ».

Sans jamais tomber dans l'angélisme mielleux, le philosophe Alexandre Jollien, en situation de handicap depuis sa naissance, avoue avoir gagné une maturité lui permettant de reconnaître la nécessité d'« apprendre à ne plus refuser le réel, à accueillir ce qui est, sans résister, sans lutter ». Dans son ouvrage *Petit traité de l'abandon*, il décrit avec justesse comment « s'abandonner à l'existence n'est pas de la résignation, mais c'est être totalement ce que je suis et dans l'action, la persévérance pour avancer pas à pas et se diriger vers le mieux. » Il ne joue pas un personnage, l'handicapé en l'occurrence, il parvient à « plonger en lui, être là, humblement, là totalement et y recueillir la joie et la paix ».

*

Madame Martin ne se laisse pas démonter par la situation. Elle enchaîne avec des projets pour ses élèves de sixième dont elle est le professeur principal : une sortie au théâtre, par exemple, avec la classe de Salma. Elle a rencontré sa collègue professeure d'histoire. Celle-ci a réussi l'an dernier à emmener sa classe dans l'hémicycle de l'Assemblée nationale, un ancien élève y est assistant parlementaire. Cela rend plus concret les éléments étudiés en éducation civique.

Je me souviens bien de ce projet. Une pareille visite peut ouvrir des perspectives professionnelles… comme il est précieux de voir des anciens élèves lourdement handicapés, intégrer brillamment le monde professionnel. C'est aussi l'occasion que chacun réalise son appartenance bien réelle à la société, avec ses droits et devoirs de citoyen. C'est dans ce lieu que sont débattues les lois défendant le plus faible, j'y vois tout un symbole. Et je suis heureuse de ne pas avoir eu à donner de veto médical à cette sortie.

En effet, toute sortie hors des murs de l'établissement doit être validée sur le plan médical et organisée avec le personnel compétent pour les éventuels soins des élèves.

Benjamin, en convalescence d'une intervention chirurgicale tiendra-t-il dans son fauteuil roulant sans douleur pendant toute la durée de la sortie alors que jusqu'à présent, il a besoin de s'allonger à l'infirmerie régulièrement pour être soulagé ? La prise de médicament antalgique toutes les trois heures ne suffit pas.

Alicia pourra partir, mais à la condition qu'une infirmière ou un kinésithérapeute l'accompagne pour pouvoir prodiguer des soins respiratoires. Oui, elle s'encombre plusieurs fois par jour et s'épuise alors à respirer.

Mehdi est autonome dans ses soins vitaux toutes les trois heures mais il faut lui fournir le matériel nécessaire à leur réalisation.

Une fois l'autorisation médicale donnée, le relais est pris pour l'organisation, tous s'activent : les infirmières déterminent les présences humaines, préparent le matériel et les éducateurs réquisitionnent les véhicules adaptés aux fauteuils roulants. La gestion logistique ne s'improvise pas.

Le professeur de musique arrive à faire venir dans l'établissement, le mois prochain, un orchestre pour jouer l'opéra *L'Orfeo* de Monteverdi. C'est plus simple pour tous : pas de crainte d'empêcher certains d'y assister avec un veto médical, pas de véhicules à réserver non plus, le personnel infirmier est déjà sur place, dans les murs.

*

La cloche sonne, roulez fauteuils, c'est la récréation : mon heure de pointe ! Je dois être disponible pour les collégiens qui vont venir consulter à l'infirmerie. Ce sera ensuite la sonnerie de la récréation des lycéens pour annoncer un deuxième rush vers l'infirmerie.

Madame Martin et moi nous quittons avec la perspective de bientôt se revoir pour son projet de sortie au théâtre, je l'espère.

« Supercalifragilisticexpialidocious », ce mot inventé par Mary Poppins a le pouvoir magique de sortir les gens d'une situation difficile, alors gageons que madame Martin, notre nouvelle Mary Poppins n'ait besoin de l'utiliser.

CHAPITRE 3

L'HEURE DE LA RÉCRÉATION

Marie, Audrey et Stéphanie, les infirmières, s'activent avec les aides-soignantes. Elles connaissent les jeunes dans leur quotidien, qu'ils soient internes (comme 90 des 250 élèves handicapés) ou demi-pensionnaires. Elles les aident au lever, au repas. Elles les accompagnent dans leurs soins quotidiens, les encouragent dans l'assiduité à la prise de médicaments, leur apprennent les bonnes habitudes médicales. Elles ont un regard précieux sur chacun, et savent avertir au bon moment le médecin, le kinésithérapeute, l'éducateur.

Elles décryptent leurs maux. Elles savent reconnaître l'élève qui voudrait profiter du repos possible à l'infirmerie pour éviter un contrôle en classe, ce sont avant tout des élèves ! Elles voient aussi ceux qui toujours volontaires, repoussent les limites jusqu'à l'épuisement, jusqu'au danger. Elles accompagnent dans les sorties scolaires, présences rassurantes pour les professeurs et nécessaires pour assurer un soin vital à tel ou tel élève. Elles sont présentes lors des conseils de classe et peuvent apporter des précisions médicales importantes.

Leur connaissance des élèves est précieuse pour tous. Elles sauront répondre aux professeurs qui se demandent pourquoi Louis demande à sortir si souvent de cours pour aller à l'infirmerie ; aux médecins qui surveillent l'apparition d'un effet secondaire du nouveau traitement de Gabriel ; aux éducateurs qui s'inquiètent de la grande fatigue d'Emma. Elles prêtent mains fortes aux aides-soignantes, lorsque les équipes ne sont pas complètes. Elles arrivent à lever les appréhensions de Valentine et de Youssef à se laisser transférer du lit au fauteuil par la machine lève-personne. Il est impressionnant ce lève-personne. D'ailleurs, il ne rentre pas dans les pièces du domicile trop exiguë de Valentine. Quant à Youssef, il le refuse à la maison. C'est tellement plus humain, quand on ne peut plus marcher, d'être porté dans les bras de ses parents plutôt que d'être déplacé, suspendu dans un filet.

Discrets, efficaces et si précieux sont les infirmières, infirmiers, aides-soignantes et aides-soignants.

*

Les minutes de la récréation sont comptées, il faut répondre aux demandes des uns et des autres, avant la sonnerie qui annonce la reprise des cours.

Une infirmière accueille Lucas pour son soin. Une autre écoute Chloé qui est fatiguée, elle est partie très tôt de son domicile ce matin en taxi, elle souhaite se reposer dans une chambre de l'infirmerie. Et la troisième infirmière récupère le certificat d'aptitude sportive qu'Hugo vient de déposer pour que je le remplisse : il a bien envie de continuer le foot fauteuil cette nouvelle année scolaire et espère que son équipe ira jusqu'au championnat d'Europe, comme l'an dernier. Il a une revanche à prendre !

La récréation des collégiens est terminée, les infirmières ont réussi à terminer les prises en charge des uns et des autres et à renvoyer chacun en classe, à temps pour ne pas rater le début des cours.

Marie et Stéphanie s'activent pour remplir les piluliers, ces boîtes de distribution des médicaments qui doivent être prêtes pour l'heure du déjeuner. À la cantine, elles se posteront avec leur chariot, au bout de la chaîne du self pour remettre à chacun son traitement, en espérant que les comprimés ne resteront pas sur un coin du plateau mais seront bien avalés. Chacun reste libre de prendre ou de ne pas prendre son traitement, je l'ai appris. Je n'ai pas de pouvoir sur cet espace de liberté. J'ai en revanche le devoir de réévaluer ma prescription en cas de refus de prise du traitement : il me faut prendre le temps de réexpliquer la nécessité de tel médicament, de lever d'éventuelles craintes sur des effets secondaires, d'ajuster la posologie et même parfois de suspendre un traitement.

*

Une nouvelle sonnerie retentit : elle annonce la récréation des lycéens.

Camille arrive à l'infirmerie, accompagnée de Margaux, son amie et élève valide qui marche à côté du fauteuil électrique. On voit dans le regard triste et lourd d'inquiétude de Camille, combien il est dur de venir jusqu'à l'infirmerie ce matin. Une ombre se cache dans le bleu de ses yeux. Elle préférerait aller en récréation raconter son week-end à ses amies lycéennes. Elle essaie de garder la face devant son amie. Cette jeune valide a choisi de venir suivre sa scolarité entourée de 250 jeunes en situation de handicap moteur.

Cette mixité valide/handicapé se vit au quotidien. Quelles sont les motivations de ces jeunes valides pour étudier dans cette école ? Je ne peux répondre à leur place, je n'ai que peu d'occasions de les rencontrer, en dehors de leur venue à l'infirmerie, lorsqu'ils accompagnent un de leurs camarades pour un soin.

Ces élèves valides sont une centaine, collégiens ou lycéens, et bénéficient d'un encadrement scolaire privilégié avec des classes à effectif limité, 12 à 15 élèves maximum. En contrepartie, ils assurent une bienveillance certaine sur leurs camarades en situation de handicap : les aider pour sortir leurs cahiers, allumer leurs ordinateurs, glisser une feuille de cours dans leur classeur… ce qui décharge le professeur de ces tâches chronophages, surtout lorsqu'elles sont répétées pour plusieurs élèves. Avant de s'engager à suivre une année de scolarité dans l'établissement, les jeunes valides viennent faire une semaine de stage. Ce ne sera pas une scolarité classique et il vaut mieux savoir à quoi s'en tenir. Il s'agit d'une école inclusive, mais selon une version inhabituelle avec les plus fragiles au centre et les valides en périphérie. Ces derniers en seront façonnés à vie, comme me l'a confié Stéphane, un ami avec qui j'ai fait une partie de mes études. Lors de ses années de lycéen valide à l'EREA, il a appris à côtoyer la maladie, la souffrance et sa vocation de médecin s'y est affirmée au point d'en faire son métier.

Cette mixité « valide/handicapé » est d'une grande richesse pour tous. J'en ai pris pleinement conscience lors d'une consultation avec Tom, atteint d'une maladie neuromusculaire dégénérative avec un handicap s'aggravant doucement mais sûrement. Quelques semaines après son entrée dans l'établissement, il m'expliquait que grâce à la présence de quelques élèves valides dans sa classe, il avait l'impression d'être davantage « élève » que « handicapé », et non comme l'inverse en milieu valide. Il laissait son handicap au fond de son cartable. Ici, à travers les amitiés et les exigences scolaires, il revivait un peu de normalité et la dureté de sa situation s'atténuait.

*

À l'infirmerie, Stéphanie accueille et tente de rassurer Camille, très inquiète à l'idée que la plaie qui a mis tant de temps l'an dernier à cicatriser soit rouverte. Elle va vérifier. Camille est restée assise longtemps ce week-end dans son fauteuil sans se mettre en décharge ni incliner son dossier. Son père l'a emmenée à un concert pour fêter ses 17 ans. Le large sourire qui se dessine sur son visage de témoigne de la réussite de cette sortie.

Camille, elle ne sourit pas souvent depuis qu'elle est devenue tétraplégique il y a deux ans lors d'un plongeon dans une piscine insuffisamment profonde. Je rejoins Camille et Stéphanie dans une chambre de l'infirmerie. Il faut sortir Camille de son fauteuil. Pas question de la porter, on risquerait de se faire mal au dos. Elle n'est pourtant pas lourde Camille. En même temps que le goût à la vie, elle a perdu l'appétit, elle en a assez d'être nourri par une tierce personne depuis qu'elle ne peut plus bouger ses bras et porter la nourriture à sa bouche. J'aide Stéphanie à lui placer des sangles sous les cuisses et les aisselles. Camille bien installée, Stéphanie actionne le lève-personne qui permet de transférer Camille de son fauteuil au lit. Nous pouvons alors vérifier son état cutané.

Je découvre une escarre en regard de l'ischion droit, cet os du bassin qui supporte le poids du corps en position assise. Je dois l'annoncer à Camille. Je croise le regard devenu sombre de Stéphanie. Elle est aussi affectée que moi par le couperet du verdict et la perspective des soins à mettre en place. J'attends quelques secondes, j'ai conscience de l'importance du choix de mes mots. Aucun livre, aucun professeur de la faculté ne m'a donné de tactique, je suis une autodidacte dans ce domaine. Une fois l'annonce faite, je lui propose de lui montrer la lésion en prenant une photo. Camille ne le souhaite pas. Elle est abattue, la souffrance à fleur de peau.

Avant de retransférer Camille dans son fauteuil, je demande à monsieur Richard de vérifier la pression du coussin de son assise. Dans la journée, de façon systématique, en récréation et aux intercours, je rappelle à Camille la nécessité d'incliner régulièrement son dossier de fauteuil pour changer la répartition de l'appui. Pendant que je demande à la diététicienne et au cuisinier de préparer des plats enrichis en protéine et au maximum adapté à ses goûts, Stéphanie pose un pansement qui résistera à la douche. Et l'on donne rendez-vous à Camille pour un contrôle de l'escarre dans 48 heures, sur le temps de la récréation du matin.

Elle le paie cher ce concert, mais encore plus ce plongeon dans une piscine l'été de ses 15 ans, m'a fait remarquer Camille à l'annonce de son escarre. Je n'ai pas eu de mots à lui répondre, là dans l'immédiat, c'était le grand silence, j'ai eu peur d'être maladroite, alors j'ai posé ma main sur son épaule dans un geste de réelle empathie. Passer à autre chose ou rester indifférente aurait été la renvoyer à sa solitude. Et la solitude est probablement la plus redoutable expérience à laquelle la maladie ou le handicap expose. Je reste là, à ses côtés, pour qu'elle dépose, au-delà de sa détresse, sa colère ou son sentiment d'absence de sens. Camille est mutique, elle ne souhaite pas se livrer à moi aujourd'hui. Je la confie à l'infirmière, dans l'intimité des gestes de soins, elle se livrera peut-être davantage.

Ils sont nombreux ces patients à le payer cher. Pas le temps de m'appesantir sur cette douloureuse réalité, Marie, l'infirmière, me demande : elle vient de recevoir Marina. Depuis que sa moelle épinière a été lésée par un virus, il y a trois ans, Marina a une paraplégie incomplète. Équipée d'attelles releveurs des pieds, elle parvient à marcher, mais très difficilement puisqu'il lui faut aussi des béquilles. Elle est aussi contrainte à des soins vitaux cinq fois par jour, à heure fixe, et aujourd'hui justement, elle n'arrive pas à faire son soin de 10 h 30. J'essaie à mon tour avec un matériel un peu différent, j'échoue aussi. Je ne lui fais pas mal, pour une fois qu'il y a un avantage à la paraplégie, la sensibilité douloureuse est anesthésiée. Marina m'indique qu'au lever, elle n'avait déjà pas réussi son soin. Il faut vraiment qu'on y arrive. Je vais demander un avis à une de mes consœurs médecins pour débloquer la situation. Le soin, c'est une affaire d'équipe. À plusieurs, on est plus forts. Il est aussi important de veiller les uns sur les autres, ne pas faire face seul à la souffrance pour éviter de flancher tous en même temps lors des situations humainement très dures. Je sais pourquoi je me lève chaque matin : mes patients, bien sûr, mais aussi l'équipe avec laquelle je travaille.

*

En effet, en charge des 250 élèves en situation de handicap, nous sommes cinq médecins dont l'activité est directement liée aux soins et à la rééducation, et en lien avec un médecin scolaire du rectorat.

Le rôle de ce dernier consiste à définir les adaptations nécessaires pour le passage des examens nationaux puisque nos patients sont avant tout des élèves de l'Éducation nationale soumis aux épreuves du brevet des collèges et du baccalauréat.

Pour l'un ce sera un tiers temps, c'est-à-dire un tiers de temps supplémentaire pour passer les épreuves écrites. Jusqu'à un mi-temps pour les plus fatigables. Imaginez, l'épreuve classique de 4 heures de philosophie se transforme alors en 6 heures de dissertation.

Un autre élève, pas assez rapide à la frappe au clavier de l'ordinateur, trop gêné par une élocution perturbée et non reconnaissable par la dictée vocale, recourra à un secrétaire, c'est-à-dire à une personne bénévole, qui écrit ce que l'élève lui dicte. Pas question pour l'élève de découvrir son secrétaire le jour de l'examen. Il leur faut apprendre à travailler l'un avec l'autre, à se comprendre l'un l'autre.

Pour un autre, en convalescence d'une intervention chirurgicale, ce sera l'organisation du passage de l'épreuve de l'examen, avec la possibilité de s'allonger pour soulager un dos, ou une hanche encore endolorie.

*

Avec les quatre autres médecins de l'établissement, j'ai une activité classique de soins et de rééducation, puisqu'il s'agit de prendre en charge ces 250 patients dans leur quotidien avec la spécificité de leurs maladies rares ou de leur handicap.

Âgés de 6 à 22 ans environ, ils sont paralysés, estropiés, déformés, déséquilibrés (au sens physique et non psychiatrique), rescapés d'accident ou de traitement. Cloués dans un fauteuil roulant électrique, accrochés à un déambulateur ou à des béquilles, envahis par des mouvements brusques et involontaires, incompris en raison de difficultés d'élocution, fatigués par les efforts à fournir en permanence… le catalogue de description des symptômes est long, celui des noms de maladies aussi. Une liste à la Prévert, en moins poétique… Cette liste immortalise des médecins qui ont classé des symptômes et ont nommé ces maladies rarissimes avec leur patronyme : maladie de Charcot-Marie-Tooth, dystrophie musculaire de Duchenne de Boulogne, myopathies de Becker ou de Steinert, neuropathie sensitive de Kjer… la liste est longue. Elle fait peur. Un médecin aguerri du Samu d'où dépend l'établissement, me l'a d'ailleurs confié : « Quand on est appelé chez vous, on sait qu'on ne vient pas pour rien. On n'est pas très à l'aise avec vos enfants, ils ne sont pas classiques. »

Il y a les problèmes aigus de traumatismes, rhinites, bronchites, gastro-entérites, etc., a priori très banals, mais chez un jeune fragilisé par une maladie chronique, cela suppose toujours un risque de complications, de détresse respiratoire, de déshydratation. Il faut alors surveiller les signes de décompensation et organiser une hospitalisation si besoin.

Il y a aussi les consultations systématiques pour faire le point sur l'évolution de la maladie ou sa stabilité, se réjouir des progrès, des bénéfices de la rééducation, organiser les examens radiologiques ou biologiques de surveillance, planifier des consultations avec des confrères spécialistes.

Dans un tel établissement tout comme dans beaucoup de lieux de soins (institutions médicalisées, hôpitaux), le patient ne choisit ni son médecin ni l'équipe paramédicale qui le prend en charge. Les circonstances font que le patient tombe sur telle équipe plutôt qu'une autre, en fonction des emplois du temps des uns et des autres. Il faut que tous composent pour établir une relation de confiance, ciment nécessaire à une prise en charge satisfaisante pour tous.

La relation médecin/patient est sans doute l'une des relations humaines les plus complexes. Elle est de prime abord inégale, déséquilibrée, car le malade dépend du savoir et de l'expérience du soignant, pour évoquer un diagnostic, le confirmer et mettre en œuvre un traitement.

La confiance et le secret sont les éléments clés sur lesquels la relation médecin/patient repose depuis qu'Hippocrate au IVe siècle avant J.-C. a posé les bases de la médecine. « Je ne tromperai jamais leur confiance » et « je tairai les secrets qui me sont confiés » prononce-t-on encore, devant une assemblée de ses pairs, au moment où l'on reçoit le titre de docteur en médecine, sésame du droit d'exercer.

On trouve des attentes et des espérances des deux côtés. Le patient souhaite sa guérison ou le soulagement de ses symptômes, et le médecin, une reconnaissance sans fanfaronnade. L'humilité du médecin est à la fois un exercice et une ascèse nécessaire pour mieux respecter le patient sans abuser du pouvoir de la connaissance médicale.

Pour que l'échange s'installe et que le patient lui fasse confiance, le médecin doit d'abord composer. Montrer au malade le désir de comprendre, d'écouter ce qui est dit mais aussi ce qui est tu, de voir, de toucher, d'apaiser, de réconforter. C'est un art plus qu'une science.

Le médecin pourra ensuite avoir confiance en son patient, confiance en les paroles livrées et s'engager avec lui dans la vérité que le patient souhaite. Cette relation d'échange et de confiance partagée nécessite cependant distance et asepsie. Celles-ci sont des garanties d'une meilleure objectivité professionnelle. L'on sait comme il est difficile de soigner ses proches. Que cette confiance peut être difficile à gagner, quel combat, parfois !

CHAPITRE 4

CONSULTATION D'ADMISSION

Le rush des récréations est passé, je dois préparer la consultation d'admission de Thomas.

Il a réussi à être admis et entre en classe de quatrième. D'une certaine façon, il est un heureux élu ! Ayant les capacités intellectuelles pour suivre une scolarité aux programmes officiels de l'Éducation nationale et étant porteur d'un handicap moteur, la Maison départementale des personnes handicapées (MDPH) lui a proposé une prise en charge dans notre établissement. Atteint d'une myopathie, il est en train de perdre la marche. Au fil du temps, la maladie attaque, envahit, transforme inexorablement le corps de Thomas, et creuse un fossé entre sa vie et celles des valides.

L'admission administrative de Thomas a été tardive et nous n'avons pas réussi à organiser de consultation d'admission avant la rentrée de septembre, comme cela a été fait pour Salma.

J'étudie au préalable son dossier médical pour éviter que lui ou ses parents racontent à nouveau les épisodes douloureux que sont l'apparition des premiers symptômes, les tâtonnements du diagnostic, le verdict de celui-ci, etc. Je sais que cette consultation à un poids particulier, elle signifie la fin de la scolarité en milieu valide. J'essaierai d'alléger ce poids, je pèserai mes mots. Je sais que la plus grande partie du capital confiance se gagne ce jour-là. Le jeune est accompagné le plus souvent de ses parents, parfois d'un petit frère ou d'une petite sœur, soucieux de connaître la nouvelle école de son aîné ; parfois même d'un grand-parent discret mais certainement d'un grand soutien pour tous. Qui accompagnera Thomas pour cette consultation d'admission ? Je le découvrirai tout à l'heure, pour l'instant mon esprit divague.

Qu'est-ce que je fais ici, entre ces quatre murs blancs, derrière un bureau, à lire ce dossier médical déjà épais pour un jeune garçon de treize ans, atteint d'une maladie neuromusculaire dégénérative, qui vient de perdre la marche ?

Et dire qu'à son âge, je rêvais d'être « médecin sans frontière à cheval ». Enfin, c'est ce que j'écrivais sur les fiches que distribuent les professeurs au collège en début d'année scolaire. Ils veulent connaître votre place dans la fratrie, la profession de vos parents, votre principale qualité, votre matière préférée et éventuellement vos souhaits d'études. Les professeurs ne devaient pas être déçus à la lecture de ma fiche.

J'étais fascinée par les aventures de ces héros, hommes et femmes, qui travaillaient pour Médecins sans frontières. Je les retrouvais avec impatience tous les mois dans mon magazine jeunesse. Moi aussi, j'étais bien décidée à me lancer dans l'aventure médicale à soigner les indigents du bout du monde et pour atteindre les contrées les plus inaccessibles, j'irai à cheval.

Quand j'y pense, quelques années plus tard, je ne suis pas si loin de mon rêve d'enfant à exercer la médecine humanitaire. Je suis effectivement devenue médecin, j'exerce dans un monde médical assez confidentiel, au-delà des frontières de la médecine classique, avec une population marginalisée et je peux même y aller en chevauchant mon vélo.

*

La secrétaire m'a prévenue. Vous allez reconnaître le papa de Thomas. Il y a de deux ans, son fils était admis en sixième et il était venu pour une consultation d'admission, mais sans Thomas. Quitter le milieu valide et être confronté à d'autres jeunes en situation de handicap était trop dur pour le jeune garçon.

Aujourd'hui Thomas doit avoir grandi, mûri, il est prêt à être interne, car il habite trop loin pour faire les trajets matin et soir jusqu'à l'établissement. Mais surtout sa maladie, cette fichue myopathie qui dégrade ses muscles, s'est aggravée. Il vient de perdre la marche, je l'ai lu dans le dernier compte rendu médical du neuropédiatre. Les séances de kinésithérapie motrice et respiratoire, pluri-hebdomadaires, sont difficiles à organiser dans son emploi du temps scolaire et dans celui de sa famille. C'est trop fatiguant pour tous. Être scolarisé ici n'est pas un choix, c'est devenu une nécessité, un pis-aller. Il faut s'y résoudre.

Thomas, le visage crispé, entre dans mon bureau en fauteuil roulant, poussé par son père. Il a revêtu un sweat-shirt flambant neuf et à la dernière mode. Il ne répond pas au bonjour que je lui adresse.

Le premier contact est assez froid, ce n'est pas une question de température ambiante. Nous sommes début septembre, il fait encore chaud. Il y a probablement beaucoup de consultations médicales antérieures au compteur de Thomas. Là c'est une de plus, une de trop. D'ailleurs, sa maman n'est pas venue, elle nous confie pourtant son fils pour un certain nombre d'années, cinq ans jusqu'au bac. Elle ne vient plus aux consultations médicales, indique le papa, sans s'appesantir. J'imagine la souffrance de cette maman. Encore un médecin, encore expliquer la vie compliquée de son fils, encore être renvoyée à sa responsabilité de transmettrice du gène défectueux à l'origine de la myopathie. Il y a des absences qui pèsent très lourdes, c'est le cas de celle-ci et peut-être la cause du mutisme de Thomas. Comment le soulager s'il ne me dit pas comment il souffre ? Vais-je arriver à le sortir de cet état de huis clos avec la souffrance ?

Il ose quelques coups d'œil à mon égard quand je parle à son papa. Il m'observe furtivement… Que faire pour gagner sa confiance ? Je lui explique que je comprends ces peurs, elles sont légitimes, elles sont partagées par les autres jeunes qui arrivent dans l'établissement. Avec les autres professionnels de l'école, nous avons conscience que Thomas va devoir changer beaucoup de ses habitudes et faire confiance à de nouveaux intervenants. Est-ce qu'il osera demander l'aide dont il a besoin puisqu'il n'a plus de force dans les membres ? Est-ce que l'aide-soignante qui l'habillera mettra son T-shirt sans faire de plis dans son corset comme le fait si bien sa maman chaque matin ? Est-ce que lors des transferts avec le lève-personne utilisé dans l'établissement, il ressentira une douleur aux hanches ? Est ce qu'il pourra négocier de ne pas mettre ses attelles de nuit, les soirs où il voudrait tout oublier, faire comme s'il était valide comme son frère ? Toutes ses interrogations se bousculent dans sa tête. Il n'y a pas de place pour répondre à mes questions.

Face à cette détresse, j'ai du mal à trouver les mots justes, l'attitude vraie, le geste approprié. Alors je lui souris quand il ose quelques regards vers moi. J'utilise le sourire qui réconforte, qui apaise.

Je réalise que jusqu'à présent, Thomas vivait peut-être un peu par procuration, très dépendant de son entourage familial, il n'a pas encore pris conscience de son identité, de sa dignité. Quelques mots prononcés, un sourire esquissé, la confiance arrive doucement… j'ai gagné ma journée, je lui souris en retour. La preuve est faite, le sourire est contagieux : reflet de joie, il en est source.

*

Quel choc que de découvrir la réalité du quotidien de ces jeunes et leur famille lors de ces consultations. « Le poids du quotidien, le choc du réel » pourrait-on dire pour paraphraser un célèbre hebdomadaire et donner une définition du handicap moteur.

Je fais décrire à Thomas et son papa leurs difficultés afin de trouver ensemble les possibilités, les moyens techniques, médicaux, paramédicaux qui pourraient l'aider dans sa scolarité et son quotidien, lui faire gagner en autonomie et décharger sa famille de soins qui sont devenus prégnants et intimes.

Il me faut effectivement connaître les capacités motrices précises de Thomas pour définir les aides dont il aura besoin à l'internat. S'habiller, il avoue savoir le faire mais ne pouvoir le réaliser. Son cerveau conceptualise parfaitement bien les gestes pour enfiler ses vêtements mais ses muscles n'ont plus la force de les réaliser. Savoir sans pouvoir, terrible frustration à laquelle il est confronté matin et soir.

Lors de la consultation, j'évalue aussi la qualité du sommeil de Thomas par le nombre de réveils et d'appels pour être repositionné. Deux, trois fois par nuit, la maman de Thomas doit se lever, pense son mari. À la recherche d'un sommeil plus récupérateur pour tous, je passe alors en revue toutes les causes possibles de ces réveils intempestifs : une installation inconfortable par des attelles très contraignantes, une angoisse de séparation, des apnées du sommeil, des douleurs…

La lutte pour un meilleur sommeil de mes patients et de leurs parents me tient beaucoup à cœur, et j'essaie de ne jamais l'oublier lors d'une consultation. Dans le registre des tortures psychologiques, la dette de sommeil tient probablement la tête du palmarès. Quel soulagement pour les jeunes parents quand enfin leur nouveau-né fait sa première nuit complète ! Toute la famille en parle et se réjouit avec eux. Les parents de certains de mes patients ne connaissent pas ce répit.

Thomas a un frère plus âgé valide. Celui-ci a donc échappé à la mutation génétique dont est porteur sain leur mère.

Lors d'une consultation d'admission, je me soucie aussi de la fratrie, des difficultés de relations exacerbées par la terrible injustice du handicap ou de la maladie. Pourquoi dans la loterie des gènes, une mutation génétique a entraîné cette déprogrammation responsable d'anormalité ? Pourquoi cette mutation très improbable, est-elle tombée sur tel enfant plutôt que sur un autre, dans telle famille plutôt qu'une autre ? Le degré d'injustice ne se mesure pas, il est lourd à porter, également, pour le frère ou la sœur valide qui souvent pense devoir être exemplaire et ne pas avoir le droit aux faux pas.

Stoppons la fatalité et la culpabilité. De nombreuses mutations génétiques ont été positives, elles ont permis à l'espèce humaine de s'adapter à l'environnement et d'éviter la dégénérescence ou l'extinction d'espèce. Si ce discours sur les « malentendus de la génétique » est empreint d'une vérité scientifique, je ne me permets pas de le soutenir devant mes patients. Il est réservé aux chercheurs conscients des limites de la science. Le Pr Arnold Munich, pédiatre généticien, pousse ce raisonnement à l'extrême : « si nous voulons éviter la dégénérescence de la rationalité, laissons notre raison s'ouvrir à l'inattendu. » La réalité du handicap est toujours inattendue.

Difficile de trouver la force d'accepter l'inacceptable, de comprendre l'incompréhensible, de pardonner l'impardonnable. Voilà le fastidieux travail et la lutte du jeune handicapé et sa famille.

Cette lutte sera permanente, envers et contre tout, le nier serait mentir. Combat quotidien contre le découragement, contre la fatigue, contre la pitié de certains, contre les moqueries d'autres, contre le diagnostic médical, contre la lourdeur de l'administration. Jamais d'angélisme. Toujours une alchimie de volonté et de lutte, d'abandon et de résilience, toujours un compromis entre les désirs et les limites du réel.

*

L'interrogatoire médical de Thomas terminé, place à l'examen clinique. Il s'agit d'un challenge physique à plusieurs épreuves. D'abord, transférer Thomas de son fauteuil à la table d'examen. Son papa, bien rodé à cette manœuvre délicate, exécute le transfert. Il préfère le faire seul, plutôt qu'avec mon aide ou celle d'un appareil lève-personne. Son dos le tolère encore, il en profite.

Des cousins glissés sous les articulations déformées, voilà Thomas confortablement installé sur la table d'examen. Il me faut maintenant le déshabiller pour évaluer son état.

Et là, soudain, je pense à mes confrères médecins du XIXe siècle qui recevaient des patientes corsetées, baleinées, agrafées, serrées dans des lacets… je n'en suis pas très loin. Mes jeunes patients sont sanglés avec des gaines abdominales, sont contenus dans des corsets moulés, des attelles articulées, des chaussures adaptées. Je me lance dans le déshabillage, guidée par Thomas et son papa. Puis j'examine, je palpe les masses musculaires, je mobilise les membres, sans froncer les sourcils, sans commenter. Mes silences en disent longs sur la constatation de l'évolution de la maladie, mes mots sont choisis pour apaiser les maux de la scène théâtrale qu'est ce corps. L'auscultation cardiaque donne un autre tempo à la consultation. « Boum ta, boum ta ». Les bruits du cœur sont bien frappés, le pouls est régulier. Je peux m'autoriser des commentaires de satisfaction, je deviens presque bavarde, j'entends la vie ! La consultation prend une autre tournure, plus optimiste, davantage confiante, et favorise alors le dialogue. On peut expliquer, faire tomber les tabous, se réjouir de petites victoires du quotidien, envisager d'accepter ce corps et de l'aimer.

*

Consciente de la lourdeur de la maladie de Thomas et des questionnements qu'elle entraîne, j'essaie de l'orienter vers l'utilité d'un soutien psychologique. Je préfère ce terme de « soutien », davantage que de « prise en charge ». Déni, colère, abattement, résignation, émancipation, etc., tout cela pourra être partagé avec la psychologue, dans la confidentialité de son bureau. La famille est généralement plus demandeuse que le jeune. Elle sait que les épreuves sont inévitables, elle sait que la condition de l'homme est précaire, celle de l'homme en situation de handicap encore davantage. Comment accepter cette existence abîmée, inhabituelle, angoissante ? Le « pourquoi vivre ? », cette question du sens, est omniprésent, envahissant. La quête d'une telle explication nourrit la colère et devient rapidement épuisante. Elle est aussi stérile et désespérante, elle n'apporte jamais une réponse satisfaisante. À défaut de comprendre et pour accepter sans tomber dans la passivité, chacun de nous aidera le jeune à transformer cette question du « pourquoi vivre ? », « en comment vivre ? ».

Ces consultations m'ont appris la prudence. Les progrès seront certes difficiles, mais rien n'est figé. Considérer les difficultés, c'est déjà envisager des solutions. Mes mots peuvent être lourds de conséquences, à trop faire espérer ! Si les progrès physiques ne sont plus possibles avec l'évolution de la maladie neuromusculaire, ce pourront être des progrès dans l'autonomie grâce aux outils découverts en ergothérapie, ce pourront être des progrès dans la relation à l'autre pour goûter la joie d'être entouré, la joie d'exister.

*

En tant que médecin du handicap, j'ai dû l'apprivoiser ; tout en étant du bon côté, à côté du fauteuil. Je ne pourrai jamais guérir en totalité mon patient

– sauf miracle renversant le destin, mais ils sont rarissimes. Le corps médical ne parvient d'ailleurs à parler de « miracle », terme marqué religieusement. Des médecins experts enquêtent, reconnaissent l'incompréhensible et parlent de « guérison inexpliquée ». Pour l'instant, aucun de mes patients n'a postulé pour une telle expertise. Désormais, je soigne sans chercher à guérir. Je soigne pour aider à vivre.

J'ai dû apprendre un nouveau métier et un nouvel esprit de soin, loin de celui des urgences hospitalières qui m'étaient familières. J'étais habituée à poser rapidement des diagnostics, à recueillir le sentiment gratifiant du travail accompli, une fois la crise d'asthme contrôlée ou le trouble du rythme cardiaque réduit. J'ai abandonné un certain sentiment de toute puissance et ajusté ma pratique avec cette médecine qui porte une grande importance à la qualité de vie. J'ai découvert cette part si primordiale de l'empathie. Cette relation vient donner du sens à ce qui n'en a pas, la souffrance. Cette médecine implique beaucoup. À chaque consultation, je donne une part de moi et je prends une part de l'autre.

Louis Pasteur résumait l'art de la médecine ainsi : « guérir parfois, soulager souvent, écouter toujours ». Au quotidien, j'applique cette vision. Je peux soulager certains symptômes, conséquences du handicap ou de la maladie comme une douleur liée à une déformation. Je peux toujours soigner mon patient, au sens premier, c'est-à-dire « prendre soin », accompagner, être à son écoute sans s'apitoyer, me soucier de son confort de vie, l'aider à habiter son existence. Trouver les mots apaisants, donner de l'espoir, ne jamais mentir. Se référer à la définition de la santé selon l'OMS qui indique « un état de bien-être mental, physique et social et ne consiste pas seulement en une absence de maladie ou d'infirmité ».

Prendre soin, finalement, n'est-ce pas trouver avec l'autre ce dont il a besoin et non, comme dans une relation commerciale, lui donner ce qu'il demande. Quand guérir n'est pas possible, soigner l'est toujours.

*

La journée s'achève. J'enlève ma blouse blanche. Elle est lourde, chargée d'une partie de ces vies qui pèsent une tonne. Délestée, au moins physiquement, de tout ce que j'ai entendu, de tout ce que j'ai vu, je peux rentrer chez moi. Finalement cette blouse, plus qu'une protection contre les microbes, est mon armure. Il ne s'agit pas de me blinder, juste de me protéger. Cette armure amortit les coups reçus, atténue la violence de certaines situations découvertes lors des consultations. Touchée mais pas vaincue grâce à ma blouse !

En partant, j'aperçois Jérôme à l'autre bout du couloir, il se dirige vers moi en roulant à vive allure comme à son habitude. Il demande à me voir demain, il a une disponibilité dans son emploi du temps, vers 11 h 30 avant sa séance de kinésithérapie. Il a une nouvelle à m'annoncer, m'indique-t-il tout sourire. Même sans blouse, je pourrai le recevoir mais il doit filer, l'étude va commencer et il veut finir son travail avant la séance cinéma prévue à l'internat ce soir.

Les éducateurs ont invité les réalisateurs d'*Intouchables* pour une projection dans l'établissement. Ce film à succès raconte l'histoire de Philippe Pozzo di Borgo, devenu tétraplégique à la suite d'un accident en parapente. Face à l'écran seront installés des dizaines de fauteuils électriques avec des jeunes lycéens et de grands collégiens riant devant les mêmes situations comiques que les 19,4 millions de spectateurs qui ont vu ce film au cinéma. Ils débattront ensuite avec les réalisateurs. Jérôme me racontera aussi cela demain, j'en suis sûr.

CHAPITRE 5

ENCORE UNE NUIT DE GARDE

Je revois cette nuit de garde où je suis tombée sur l'annonce de recrutement. Il devait être 2 heures du matin, une nuit d'hiver, j'étais encore de garde... cela faisait quelques années que j'enchaînais des nuits et des week-ends à l'hôpital, en plus du travail classique la semaine en journée. Je serai tellement mieux chez moi, à dormir profondément, après une soirée toute simple avec mon mari et mes deux jeunes enfants.

Mais non, j'étais coincée, sous un néon qui diffusait une lumière blafarde, dans un box des urgences pédiatriques d'un hôpital d'Île-de-France, j'attendais que mon petit patient de quatre ans revienne de la radiologie : A-t-il une pneumonie comme le laisse présager l'auscultation pulmonaire ? Où vais-je pouvoir le faire hospitaliser si la radiographie confirme mon hypothèse diagnostique ?

Le service de pédiatre débordait en cette période de bronchiolite. Les infirmières m'avaient prévenue, à 18 heures, quand commençait ma garde : « on ne pourra pas pousser les murs, la réserve de fournitures transformée en chambre est déjà occupée ». On allait voir... le pire n'est pas toujours à venir, mais il n'était pas en grande forme, mon petit patient, l'infection le fatiguait.

Avant d'enchaîner avec le patient suivant que l'interne commençait à prendre en charge – a priori un nième cas de bronchiolite – je cherchais quelques distractions. J'attrapais alors le journal qui traînait sur le bureau, l'édition de la veille du *Quotidien du médecin*. Les dernières découvertes médicales, les récentes recommandations de bonne pratique, les promesses pharmacologiques d'une nouvelle molécule. Aucun de ces articles ne m'intéressait à cette heure tardive où j'avais du mal à ne pas m'assoupir. Cela faisait bientôt 17 heures que j'avais commencé ma journée de travail. Je préférai passer aux petites annonces. Toujours et encore des propositions pour de postes de médecin du travail, de médecin scolaire, de gériatre… Cela ne me tentait pas, je préférais mon activité aux urgences, en prise directe avec de patients, avec des diagnostics à établir, des traitements à mettre en route, des évolutions rapides à suivre.

Une annonce illustrée attire mon attention. « Établissement EREA-SESSAD pour enfants handicapés moteurs cherche médecin généraliste pour compléter une équipe de quatre médecins, expérience en pédiatrie nécessaire, rythme scolaire ». Je comprends alors mieux l'illustration : une personne debout et une autre en fauteuil, réunies autour d'un livre. Sur un bout de papier, je note les informations principales me promettant de regarder de près cette proposition quand j'aurai l'esprit plus clair, demain. Mais déjà, je rêve : rythme scolaire !

En aurai-je fini avec les gardes, le travail le week-end et les jours fériés ? D'ailleurs cette année encore, je suis de garde la nuit du 24 décembre. Je serai libérée le 25 au matin, j'arriverai juste à temps pour ouvrir les cadeaux au pied du sapin avec mes enfants. Bénéficier du rythme scolaire, ce serait une organisation familiale plus facile pour tous et un répit toutes les six semaines sans devoir jongler pour faire garder les enfants entre le centre de loisirs et les grands-parents.

Le lendemain, après quelques brides de sommeil peu récupérateur, je me renseigne sur cet établissement EREA-SESSAD. D'abord, je décrypte le sigle administratif : Établissement régional d'enseignement adapté-Service d'éducation spécialisée et de soins à domicile. Je comprends qu'il s'agit en quelque sorte d'une école médicalisée, les soins étant assurés au sein de l'école, elle-même considérée comme le domicile de l'élève/patient… Cet EREA-SESSAD accueille 250 jeunes en situation de handicap moteur et 350 professionnels les accompagnent au quotidien pendant leurs années scolaires du CP au baccalauréat et même jusqu'en BTS. Ils doivent être sacrément handicapés ces jeunes, pour avoir besoin d'autant de personnels ! Environ 150 jeunes valides sont scolarisés dans la même structure mais sans avoir besoin des soins. Ils sont en inclusion inversée.

Le handicap moteur, je n'y connais rien ou presque. Médicalement, j'ai quelques souvenirs des cours de neurologie où j'avais appris les symptômes des atteintes neurologiques et des maladies neuromusculaires au nom complexe. Le handicap n'est pas le chapitre sur lequel on passe le plus de temps en médecine. Pourtant 12 millions de Français sont en situation de handicap et 80 % des handicaps sont acquis au cours de la vie (source INSEE 2021).

Ma première expérience du handicap remonte à mon stage d'externat, en troisième année d'études de médecine, à l'hôpital Raymond-Poincaré de Garches, dans le service d'orthopédie pédiatrique. Les chirurgiens essayaient d'améliorer le sort des patients en corrigeant des déformations. Les enfants allaient gagner en mobilité, en confort ou en potentiel fonctionnel. Retrouver un dos droit qui ne s'effondre plus lors de position assise dans le fauteuil roulant, donner de l'amplitude articulaire en allongeant des tendons et obtenir une marche plus fluide, etc. Ces jeunes patients, je ne les ai vus, lors de ce stage, uniquement allongés dans leur lit d'hôpital, tout juste convalescents, à commencer la rééducation de kinésithérapie. Je n'avais saisi qu'une infime réalité du handicap.

J'envoie CV et lettre de motivation, et je suis très vite reçue par le médecin chef. Ma candidature doit plaire, car on me reconvoque pour un entretien avec le directeur et l'ensemble des médecins. On me fait comprendre que mon diplôme d'urgentiste et mon expérience des urgences pédiatriques et adultes ne sera pas inutile. Ici les patients sont lourdement handicapés, certains sont branchés 24 heures/24 sur une machine pour respirer, une urgence peut survenir à tout instant, il faut savoir réagir rapidement tout en gardant son sang-froid. Les patients sont vite décrits :

une fois par an, ils passent à la TV pour le Téléthon et le reste du temps, ils sont là. Au moins, cette présentation synthétique a le mérite de me clarifier les idées. Mon stage d'externe à l'hôpital Raymond Poincaré à Garches rassure les autres médecins, toutes des femmes formées dans cet hôpital.

Une vie bien équilibrée est nécessaire, aussi, me dit-on… il faut savoir claquer la porte en partant chez soi, pour ne pas ramener à la maison toutes les souffrances de ce lieu. « Mais tu verras, c'est bien, on a toutes les vacances scolaires, c'est important pour te ressourcer », me glisse l'un des médecins en me raccompagnant jusqu'à la porte de l'établissement. Cela me rassure, je ne suis pas la seule à avoir eu cette motivation des vacances et du rythme scolaire pour venir travailler ici.

J'ai essayé de savoir pourquoi le médecin, qu'il s'agit de remplacer, a quitté le poste, alors qu'elle était encore en période d'essai et qu'elle avait fait l'unanimité sur ses compétences médicales. Trop de souffrances côtoyées ?

Les autres médecins, nettement plus âgées que moi, semblent avoir de fortes personnalités. Leurs années de poste en pédiatrie à l'hôpital de Garches leur permettent une très bonne maîtrise du handicap et elles sont disponibles pour me former m'ont-elles indiqué. Une opportunité à saisir. J'ai l'habitude du compagnonnage dans le cursus médical et j'apprécie ce mode de transmission : l'externe est formé par l'interne qui lui-même est formé par le senior.

Sur le plan médical, je n'ai pas l'impression de maîtriser le sujet du handicap. Pas plus que sur le plan humain d'ailleurs. Il n'y a personne en situation de handicap dans ma famille, j'y ai échappé jusqu'à présent.

*

J'hésite… dois-je me lancer et quitter le monde hospitalier ? Ce monde qui m'a donné le goût de mon métier, qui m'a formée, qui m'a appris à travailler en équipe, qui m'a donné des responsabilités, cet univers où j'ai acquis des compétences et où je suis appréciée ? On vient justement de me proposer de soutenir ma candidature à un poste de praticien hospitalier des hôpitaux de Paris.

Non, c'est décidé. Je quitte l'hôpital. Je n'écoute pas mon mari, qui aurait été fier de ma carrière hospitalière. Je n'écoute pas plus mes parents, inquiets de me voir partir dans ce monde de grande souffrance. Ils savent que sous ma carapace et mon humour cynique, je cache une grande sensibilité. Je ne retiens pas les propos de mes confrères qui pensent haut et fort que je pars vers un secteur médical peu valorisé et mal rémunéré. Tous n'ont pourtant pas tort. Je suis devant une évidence, de celles qui, un jour sans comprendre, s'imposent à vous, c'est tout.

Dans mon for intérieur, je me sais façonnée par mon grand-père paternel, qui vient tout juste de mourir. Sa vie a été bien remplie notamment par les joies de son métier engageant d'avocat mais aussi de l'immense chagrin d'avoir porté en terre un de ses fils, alors âgé de quatre ans. Mon grand-père portait bien son prénom. Ce n'était ni Maxime, ni Maxence ni Maximilien, mais tout simplement Max. Pour la petite fille que j'étais, il était bien le plus grand ! Au-delà de son port altier et son physique longiligne, ce sont ses engagements qui m'impressionnaient. Il était porté par un élan de générosité gratuite, sans fanfaronnade. En semaine, par ses plaidoiries, il défendait et soutenait les plus vulnérables, à gagner, au grand regret de ma grand-mère, davantage de reconnaissance que d'honoraires. Le week-end, il offrait une grande partie de son temps et de son énergie à la gestion d'une association pour enfants en situation de handicap. Sa générosité a été reconnue, j'en ai été témoin, quelques années avant sa mort, lors de l'inauguration d'un établissement médico-social portant son nom.

Curieusement, je n'ai aucun souvenir des jeunes croisés dans les couloirs de l'établissement lors de mes entretiens d'embauche. J'avais dû dépasser mon appréhension première du handicap, les quelques images vues du Téléthon et l'engagement de mon grand-père ont dû y être pour quelque chose. Je vais donc me former à cette nouvelle discipline médicale.

CHAPITRE 6

À LA MAISON

Me demander qui j'ai soigné fait partie du rituel de ma fille Priscille, la dernière de la fratrie. Le soir, après sa journée de classe, lorsque l'on se retrouve à la maison, chacune avec la fatigue de nos journées, elle cherche à connaître mes patients : leur prénom, leur classe, le motif de leur consultation.

Ce soir, je n'ai pas envie de lui raconter ma consultation d'admission avec Thomas et son papa. Pas plus que lui parler des soins donnés à Camille. J'ai enlevé ma blouse, mon armure, ce n'est pas pour la remettre à la maison.

Les années passent, je ne m'y fais pas. La souffrance du handicap et celle de la maladie restent un drame. La souffrance n'a pas de sens en soi. Nous ne sommes pas faits pour. J'ai beau me dire qu'elle fait partie de notre humanité, que nous sommes amenés à l'accepter car elle est présente dans toute vie, un jour ou l'autre plus ou moins intensément. J'ai encore des frissons dans le dos, la gorge nouée, les larmes aux yeux de tristesse quand je repense à l'entrée de Thomas et son papa dans mon bureau cet après-midi.

J'aimerais que tout cela n'existe pas. Je rêverais que Thomas continue à marcher, courir, jouer au foot, gagner des défis. Je rêverais que Camille continue à sauter dans une piscine, à sourire et à croquer la vie à pleine dent comme un enfant devant un fruit dont on devine qu'il est gorgé de jus.

Priscille insiste, elle est dans sa période des « pourquoi ». Pas le temps de trouver les mots pour lui dire que je voudrais l'épargner encore un peu de ce mystère qu'est la souffrance, elle a déjà trouvé une autre « pourquoi », cela m'arrange bien. Au « pourquoi » suivant, je suis bien obligée de lui répondre mais reste évasive : j'ai soigné Thomas, ses muscles sont de plus en plus lourds. J'ai soigné Camille, elle s'était blessée.

J'ai beau avoir enlevé ma blouse et claqué la porte de mon bureau pour y laisser mes doutes et mes colères, je suis rattrapée par toutes les vies de mes patients.

Habituellement, je claque assez bien la porte en sortant. C'est égoïste, je le reconnais. Est-ce pour me protéger ? Probablement. La porte n'est tout de même pas totalement close. Être médecin, c'est un état, pas un métier, je ne peux y échapper en enlevant ma blouse.

Mes enfants me demandent toujours quand nous croisons un jeune en fauteuil roulant, si ce n'est pas un de mes patients, comme si je soignais tous les enfants en situation de handicap de France !

En France, le monde du handicap évolue sur une route parallèle à celle des valides. Les connexions sont rares. Notre société prône l'individualisme et l'utilité alors que le handicap développe l'empathie. J'espère, par les brides d'histoires de ces vies ébréchées que je rapporte à la maison, éveiller mes enfants à la vulnérabilité, à cet autre blessé et qui ne peut se défendre seul. J'espère ouvrir leur regard à la différence et à la fragilité sans regard fuyant ni curiosité malsaine, sans apitoiement ni misérabilisme. Je souhaite les éduquer à un accompagnement respectueux de ceux qui ne vont pas aussi vite qu'eux, sans curiosité malsaine, sans avoir de regard de pitié mais avec des réactions spontanées et justes, accompagnées de gestes de compassion. Pierre-Louis notre fils aîné, passionné de football, accompagne Jérôme au stade pour soutenir leur club favori. Il n'y a plus un jeune valide et l'autre en situation de handicap, il y a deux fervents supporters du PSG avec les yeux qui brillent lorsque leur équipe marque un but.

Lors de leur première sortie, ils ont d'abord assisté au spectacle sportif. Un deuxième match s'est ensuite joué pour quitter le stade. La batterie du fauteuil de Jérôme était vieillissante, elle ne supportait plus aussi bien qu'avant les températures fraîches des soirs de match. Impossible d'activer le fauteuil électrique. Pierre-Louis a dû se résoudre à pousser le fauteuil de Jérôme, soit près de 140 kg à bout de bras (80 kg pour le fauteuil et le reste pour le poids de Jérôme). Ensuite, le taxi réservé depuis plusieurs jours pour rentrer n'est pas arrivé et il a fallu contacter un autre taxi en capacité de transporter un fauteuil électrique. Cela aurait été presque simple, si à ce moment-là Jérôme avait eu suffisamment de batterie sur son téléphone et avait pu accéder à ses contacts. Dans le monde du handicap – Pierre-Louis l'aura appris avec ce baptême du feu –, il est beaucoup question de détail et de débrouillardise.

La valeur d'une société ne se mesure-t-elle d'ailleurs pas au regard qu'elle porte sur les plus faibles, les différents, les très âgés ? Et aussi à sa capacité de les accueillir et à les faire s'épanouir, sans oublier que les plus faibles un jour, ne le seront pas toujours. Plus d'une fois, la force de mes patients, pourtant sur certains aspects physiques si fragiles, m'a renvoyée à mes propres fragilités. Nous sommes un mélange de force et de fragilité. Ce mélange nous constitue. Nous ne sommes jamais qu'en clair-obscur, c'est-à-dire inachevés et imparfaits, tous, avançant dans l'incertitude.

*

La relation valide et handicapé s'apprend et demande de la patience. Patience pour saisir ce que dit la personne dysarthrique – qui a du mal à articuler –, patience pour marcher à côté de la personne hémiplégique… patience qui mesure le respect que l'on accorde à la différence.

Cette patience demande de l'exigence pour affronter la différence qui renvoie à nos propres fragilités et nourrit la peur. Cette exigence montre la valeur de l'autre bien au-delà de son corps déformé. Elle demande un langage inhabituel, par des gestes, des regards, des mots simples plus que des conversations sans fin. Ce langage réveille l'humanité de chacun et redonne une noblesse à la vulnérabilité. C'est par le regard que passe toute relation. Pour la personne en situation de handicap, il va falloir affronter le regard du valide. Un regard qui découvre un corps déformé, un regard qui doit l'apprivoiser. Certains regards sont bienveillants, respectueux dès le début. Pour d'autres, il y a de la gêne, de la pudeur. Beaucoup ne savent que faire du malheur des autres. Les regards sont alors fuyants, détournés, sans parvenir à être soutenus pour un échange.

Choisir d'être en relation, c'est s'ouvrir à l'altérité, à la positivité des différences, et par conséquent à plus vulnérable que soit. Dans une société guidée par la performance, l'individualisme, l'utilité, la rentabilité, ce discours d'ouverture bouscule les consciences.

Mon regard à changer au fil des années. Je suis devenue plus naturelle, plus à l'aise. Désormais, quand j'évoque un patient, je ne vois pas d'emblée son fauteuil, son allure brinquebalante. Il ne s'est pas laissé définir par son handicap ou sa maladie. Antoine se déplace-t-il en fauteuil roulant électrique ou manuel ? Il faut que je réfléchisse quelques instants, pas longtemps – je connais quand même mes patients. Plus que son fauteuil, je vois son regard pétillant de vie, de jeunesse. Et Marina, marche-t-elle avec un déambulateur ou a-t-elle dû se résoudre à passer au fauteuil ? Plus que sa démarche, je vois son regard rempli de la lassitude du combat à gagner chaque jour. C'est cela qui me saute aux yeux. La personnalité de mes patients passe avant, elle est plus forte que leur handicap. La vie ne leur permet pas de bouger, mais la vie leur a donné une personnalité. Rien ne peut céder devant cet essentiel.

CHAPITRE 7

LE BAFA EN FAUTEUIL

Jérôme, on peut compter sur lui ! Le voilà comme il me l'avait annoncé hier. Il frappe à la porte de mon bureau, enfin non, il tape avec son fauteuil. Frapper est impossible pour Jérôme, il ne peut décoller ses avant-bras de leur accoudoir, sa mobilité se réduit à celle de son index droit et de sa tête.

Il me raconte sa séance de cinéma la veille au soir à l'internat, à revoir *Intouchables* et surtout à discuter avec les réalisateurs qui étaient venus présenter leur film.

Jérôme était curieux de savoir pourquoi l'acteur choisi pour le rôle principal n'était pas une personne en situation de handicap. Cela aurait été plus simple et aurait éviter à François Cluzet d'apprendre les postures du tétraplégique, pense-t-il. Comédie fiction avec un travail d'acteur et non documentaire, tel avait été le choix des réalisateurs pour parler de l'histoire vraie de Philippe Pozzo di Borgo.

*

La véritable raison de la visite de Jérôme aujourd'hui est qu'il est venu me raconter son dernier succès, et pas des moindres. Le film racontant sa vie est sélectionné pour le festival de Cannes, section documentaire, tout simplement !

C'est vrai que l'histoire de Jérôme mérite d'être portée sur les écrans. Effectivement, il ne passe pas inaperçu dans les couloirs de l'établissement qu'il fréquente depuis son admission en seconde il y a trois ans. Il roule vite avec son fauteuil électrique qu'il manie avec son index droit, passant d'une activité à une autre, toujours un projet en cours. Pourquoi je vous parle de son index droit ? Tout simplement, parce qu'avec la tête, son index droit est l'unique partie de son corps qu'il peut bouger. Unique, mais c'est déjà beaucoup, dit-il ! Vous n'imaginez pas tout ce qu'il peut réaliser avec un index : conduire une formule 1 – en version fauteuil roulant électrique –, utiliser la haute technologie numérique et notamment un smartphone et un ordinateur avec la fonction de dictée vocale. Oui, il lit, il parle et il argumente ses propos. Il est d'ailleurs assez bavard et charismatique. C'est peut-être l'héritage familial qui ressort, ses parents sont commerçants, il faut faire tourner la boutique. En revanche, avec seulement un index mobile, il lui est impossible de s'habiller, de se nourrir sans aide. Dans le jargon du handicap, on parle de « tierce personne » sauf Jérôme qui préfère dire qu'il a une « doublure » – comme les acteurs – pour le seconder dans les actes de la vie quotidienne.

Alors que Jérôme prépare tranquillement son bac de français, pendant les vacances de printemps, il pense aux prochaines vacances estivales. Rien de bien anormal à son âge. Que faire cet été ? Il a trouvé, il veut travailler ! Il en parle à ses parents. Sa mère, toujours confiante, se souvient alors avoir lu récemment dans un magazine des annonces pour passer le BAFA (Brevet d'aptitude aux fonctions d'animation). Il est formidable Jérôme, rien ne l'arrête. Il n'est pas du style de l'adolescent qui rechigne lorsqu'on lui soumet une proposition. Aux mots de sa mère, il se voit déjà animateur dans le centre de loisirs de sa ville. Que de bons souvenirs à coacher ses petits frères jumeaux et leurs amis sur les terrains de foot le samedi après-midi ! La formation BAFA en vue de l'animation est faite pour lui. Il en oublie son fauteuil et sa dépendance, tout comme sa mère.

Jérôme ne perd jamais rien à essayer. La possibilité d'un échec n'est pas une raison suffisante pour ne pas tenter sa chance.

Il est prêt à se lancer dans l'aventure de la formation du BAFA et à rejoindre les 14 000 jeunes formés chaque année. Rien de plus simple, il s'inscrit en ligne pour la formation proche de son domicile. Aucune question, dans le formulaire, sur son état physique. Trois semaines plus tard, il reçoit par mail une réponse positive pour débuter un stage aux prochaines vacances. Il prévient alors par téléphone des « petits » détails d'organisation de sa vie : il se déplace en fauteuil roulant électrique, il lui est impossible de manger de façon autonome et ne peux pas aller aux toilettes seul. Oui, le handicap fait dans le détail – on est handicapé devant une marche à franchir, un bouton d'ascenseur à atteindre, une chaise à déplacer, un verre à attraper. De même que c'est à un détail près, à quelques millimètres que Jérôme est bien installé dans son fauteuil : l'appui-tête incliné comme ça et pas plus en avant, le cale-pied orienté un peu plus haut mais à peine.

Tout d'un coup, Jérôme comprend que ces « détails » d'organisation compromettent son inscription au stage de formation. Son interlocutrice n'avait pas prévu cette situation. Il ne rentre pas dans les cases ! Il contient sa colère et use de son bagout pour expliquer. Certes, il se déplace en fauteuil roulant et a besoin d'aide mais uniquement à des moments très ponctuels. Sa demande va être étudier de plus près et il sera recontacté.

Jérôme anticipe. Il cherche un lieu de stage pratique, avant même d'avoir eu l'accord de participer à la formation théorique. Une place assurée dans un stage pratique lui sera un argument de plus pour être accepté à la formation théorique. Jérôme est bien décidé à enfoncer quelques portes pour trouver de l'aide auprès de la municipalité de sa ville, en grande banlieue parisienne. Il explique à monsieur le Maire son projet de s'inscrire à la formation du BAFA et demande la possibilité de faire son stage pratique dans le centre de loisirs de la commune. C'est accepté. Son dossier est désormais bien ficelé pour rencontrer la formatrice du BAFA et faire accepter son inscription. La rencontre est fructueuse et la demande d'inscription est acceptée. Première bataille gagnée, une seconde s'engage, celle de trouver une tierce personne pour les moments très ponctuels du repas et du passage aux toilettes lors de ces semaines de formation théorique puis de stage pratique.

En effet, les parents de Jérôme travaillent cette semaine-là et ne pourront faire office de tierce personne comme ils le font habituellement durant les vacances scolaires. Ils ont aménagé un appartement derrière leur commerce, et quand Jérôme est en congé, ils peuvent à la fois travailler et venir l'aider ponctuellement.

Madame Lachaise, l'assistante sociale, épuise toutes les astuces de son métier et de sa connaissance du handicap pour trouver une tierce personne. Et le handicap, elle le connaît bien. Elle est elle-même en situation de handicap et ancienne élève de l'établissement. Après avoir débuté sa carrière d'assistante sociale dans un service hospitalier, elle a souhaité venir travailler là où elle avait été scolarisée. Rigoureuse et compétente, elle s'investit dans chaque situation : écouter, comprendre, proposer des solutions et monter les dossiers de financement.

Après de nombreuses recherches, une infirmière accepte finalement de passer au moins pour le premier jour. Inscription validée et infirmière réservée : voilà deux batailles gagnées !

Désormais, c'est à Jérôme de faire ses preuves et de montrer qu'il a les capacités d'encadrer et d'animer des groupes d'enfants. Il est attentif aux cours théoriques relatifs aux besoins de l'enfant, aux lois sur les effectifs d'animateurs ou aux modalités des sorties à la piscine. Sur ce sujet, il reste très sérieux, la piscine, il la connaît surtout en version balnéothérapie pour détendre ses muscles et faire de la kinésithérapie de façon plus ludique. Une mise en situation lui demande d'organiser un jeu, de raconter une histoire. Il a été bien formé avec ses petits frères. Il trouve vite de quoi satisfaire son auditoire.

Troisième bataille gagnée, la semaine de formation théorique est validée. Il a un charisme certain, lui dit-on même. Et les autres jeunes formés avec lui pendant cette semaine ont désormais un autre regard sur le handicap. On va bientôt même le remercier d'être venu !

Il ne lui reste plus qu'à valider la formation pratique en centre de loisirs. Il montrera qu'il est capable de préparer des activités manuelles où chacun devra dessiner, colorier, découper, coller, etc., sous sa houlette. Il accompagnera chacun dans sa création, il encouragera, il félicitera, mais sera incapable de faire à leur place. L'activité physique est plus facile à envisager. Adepte du foot fauteuil, Jérôme peut initier des parties où tous joueront avec lui.

Le premier jour de sa semaine de stage arrive enfin. Les activités sont préparées, le père de Jérôme s'est organisé pour l'accompagner le matin, un taxi le raccompagnera le soir et une infirmière fera office de tierce personne et passera ponctuellement pour le repas et un passage aux toilettes. Il ne faudra pas avoir de fringale ni d'envie pressante.

Jérôme a senti son père très ému de le laisser aller faire ses preuves et animer dans ce centre de loisirs. Ce même centre ne l'avait pas accueilli petit, en raison de son handicap.

C'est parti, Jérôme prend son rôle d'animateur en formation très à cœur. Des regards pudiques de certains adultes se tournent vers lui, les regards des enfants sont plus naturels. Les enfants qui lui sont confiés s'interrogent sur son sort : « pourquoi tu ne marches pas ? Pourquoi ta main est-elle à l'envers ? Comment fonctionne ton fauteuil ? Il va à quelle vitesse ? Tu dors dans ton fauteuil ? Qui va t'aider à manger ? » Il explique, rassure, compare son fauteuil à la voiture Flash Mac Queen du célèbre dessin animé *Car's* et sa main à celle du capitaine Crochet. Très vite, les questions s'arrêtent, les activités s'enchaînent. L'heure du repas arrive, et il faut établir des tours entre les enfants car ils veulent tous faire office de tierce personne pour aider Jérôme à manger, il va pouvoir se passer de l'infirmière pour cette tâche.

À la fin de sa première semaine de formation pratique, il est fatigué mais heureux et voit la fierté dans le regard de ses parents. Il est confiant et espère bien avoir rapidement la validation de ce diplôme de BAFA. Mais pas question de rester inactif ! Jérôme a été très touché par les remerciements d'un jeune rencontré lors de la formation théorique, qui lui a dit combien son regard avait changé sur le handicap grâce à sa présence. Pourquoi ne pas faire profiter à d'autres cette expérience de formation BAFA ? Montrer que c'est réalisable. Beaucoup de jeunes en situation de handicap appréhendent le monde valide, ils n'osent pas se lancer, il y a trop de difficultés d'accessibilité, d'appréhension à gagner la confiance. Il pourrait être aussi intéressant de montrer comment la personne handicapée appartient pleinement à la société, est appelée à s'y intégrer et à y trouver sa place. Jérôme fait de sa vie un destin et de sa force, il peut en faire un modèle.

Par le bouche à oreille, Jérôme réussit à entrer en contact avec une réalisatrice. Le projet l'intéresse, elle profite de la deuxième semaine de formation pratique de Jérôme aux vacances suivantes pour tourner un documentaire sur son expérience. Entre temps, la ligue de l'enseignement du BAFA a demandé à Jérôme de venir témoigner et de sensibiliser les prochains stagiaires BAFA au handicap !

C'est ce film *Je passe mon BAFA*, qui est sélectionné pour le festival de Cannes pour la sélection internationale du documentaire sur le handicap. La vie de Jérôme est précieuse et pleine de sens, cela crève l'écran. En m'annonçant la nouvelle, ce jour-là, je vous assure qu'il débordait de joie. Il pouvait être fier de lui !

*

Au-delà de l'admiration et du respect devant la volonté et la ténacité de Jérôme, je suis assez fascinée par ses capacités à anticiper, à s'armer de patience et à cultiver l'espérance. « Vivre, ce n'est pas se résigner » disait Camus. Jérôme en témoigne au quotidien. Nous avons beaucoup discuté. D'où tient-il son ressort ? Il ne se désole pas d'être ce qu'il est physiquement, cloué dans son fauteuil. Il n'espère pas sa vie en mieux, il vit sans vouloir autrement et cite non sans humour Oscar Wilde : « soyez vous-même, tous les autres sont déjà pris ».

Jérôme reconnaît avoir en lui une flamme qui le fait vivre, qui entretient ce « je ne sais quoi » comme il le dit lui-même, qui lui permet d'avancer. Dans ce « je ne sais quoi », assez contagieux, il y a une bonne dose de confiance, de joie, d'espérance et d'amour. Toute une alchimie dynamisante pour beaucoup. De cette confiance découlent une certaine assurance face à l'avenir, un courage certain face à ses faiblesses, tout en acceptant une part de mystère et d'imprévu. Cette joie intérieure, profonde et retenue n'exclut pas les larmes, peurs et doutes en lien avec la gravité de son handicap mais donne un sens à sa vie.

Jérôme est aussi animé d'une espérance qui lui permet de voir au-delà du présent et l'invite au mouvement avec une certaine innocence. Charles Péguy a d'ailleurs symbolisé cette vertu de l'espérance par l'enfance qui étonne Dieu lui-même. Jérôme reconnaît aussi avoir reçu beaucoup d'amour de sa famille et qu'il a converti en amour à être soi-même, à s'accepter, pour ensuite pouvoir se réaliser. Il n'oublie jamais d'où il vient, cela lui permet d'entretenir la flamme qui le fait vivre.

Tout se tient : l'amour est une sacrée réserve de confiance et d'énergie ; autant qu'il en demande. C'est aussi bien connu en médecine avec le syndrome de glissement, auquel sont surtout confrontés mes confrères gériatres – il désigne la personne qui se laisse mourir en quelques jours, qui lâche le fil de la vie, par lassitude de celle-ci, après avoir été arrachée à son environnement et à ses attaches, quand il n'y a plus la capacité à recevoir de l'amour. Elle meure alors de déficit d'amour.

CHAPITRE 8

IMPUISSANCE

L'entretien avec Jérôme m'a redonné de l'énergie et de l'optimisme. Et il va m'en falloir pour la suite de ma journée. Je dois maintenant recevoir en consultation Salma et sa maman.

Son adaptation est difficile. Madame Martin, son professeur principal m'en a parlé, elle est inquiète pour elle. Monsieur Richard, son kinésithérapeute aussi – l'état de Salma s'est visiblement dégradé depuis ma consultation d'admission, il y a trois mois, avant l'été. Elle est de plus en plus gênée par des tremblements et des mouvements anormaux. Sa marche est devenue très déséquilibrée et épuisante avec son déambulateur. D'ailleurs elle est tombée la semaine dernière dans sa salle de bain, en sortant de la douche, et s'est fait une plaie. Si la cicatrisation le permet, je vais lui enlever aujourd'hui les points de suture de son front.

Son kinésithérapeute a pris l'initiative de lui prêter un fauteuil roulant électrique pour se déplacer dans l'établissement et pouvoir passer des salles de classe à la cour de récréation, à la cantine ou venir en salle de rééducation. Il a pris le prétexte de la plaie : pas question de retomber alors que la cicatrisation n'est pas complète. Espérons que Salma prenne goût au fauteuil si l'on peut dire, qu'elle accepte de quitter définitivement son déambulateur avec lequel la marche est désormais très fatigante et peu sécurisée, qu'elle découvre un certain confort, qu'elle utilise le fauteuil comme un outil pour retrouver une liberté, celle de se déplacer sans effort et sans détourner le regard des uns et des autres. Elle pourrait découvrir alors que la liberté est davantage un moyen qu'un but : celui de gagner en autonomie et initiative pour appréhender le monde. On pense trop souvent que la liberté est un but, alors qu'elle tire toute sa grandeur, en réalité, des moyens qu'elle nous offre. Le fauteuil va lui offrir la liberté de vivre la vie qu'elle souhaite avec son handicap. Voilà une piste de réflexion à ouvrir à Salma et sa maman si je les sens réceptives à cette discussion, aujourd'hui, et non envahies par la colère.

*

Habituellement, la vie se construit autour des premières fois. Les nouveaux progrès, les nouvelles accessibilités ouvrent des perspectives extraordinaires. Quel monde formidable s'ouvre à l'enfant qui se lance et fait ses premiers pas ! Et quand quelques années plus tard, alors âgé de six ans, il déchiffre ses premiers mots et commence à lire !

Pour les patients atteints de maladie neuromusculaire, c'est l'inverse. La première fois qu'ils trébuchent, tombent, se fracturent, c'est un risque de trop, une limite, une réalité qui empêche d'espérer et de s'émanciper. C'est une réalité qui brise un élan dynamique. C'est une vie à adapter, des outils de compensation à apprendre, à apprivoiser pour les faire entrer dans un nouveau quotidien. Oui, « apprivoiser », j'aime employer ce terme. Il montre la difficulté que cela signifie, il renvoie au temps habituellement nécessaire à l'homme pour rendre moins craintif l'animal qu'il veut domestiquer. Et une fois l'outil apprivoisé, les mots du renard d'Antoine de Saint-Exupéry prennent tout leur sens : « Si tu m'apprivoises, nous aurons besoin l'un de l'autre. Tu seras pour moi unique au monde. Je serai pour toi unique au monde. » La singularité révèle la dignité.

*

La maman de Salma contient sa colère, tant bien que mal. Elle voit la maladie de sa fille évoluer à vitesse grand V, ce n'est pas tolérable. Elle demande davantage de séances de kinésithérapie pour lutter contre les troubles. Pour mieux marcher, il lui faudrait une séance quotidienne, affirme-t-elle. C'est pour cela aussi qu'elle a souhaité cette école médicalisée pour sa fille, pour stopper cette descente infernale. Je sens assez vite que je ne vais pas réussir seule à contenir sa colère. Il me faut une aide.

Je demande à monsieur Richard de participer à la consultation, d'expliquer les tenants et les aboutissants de la prise en charge de Salma. Il m'aide à leur faire comprendre la terrible réalité de la situation : des séances supplémentaires de kinésithérapie n'empêcheront pas la maladie dégénérative d'évoluer, le passage en fauteuil roulant devient inévitable. Nous le disons clairement. Au fond d'elle-même, Salma le sait, elle l'a compris depuis son arrivée dans l'établissement, elle ne réagit pas à mes paroles.

En début d'année scolaire, les rééducateurs ont réfléchi pour trouver les créneaux disponibles et caler les séances de kinésithérapie, d'ergothérapie et de psychomotricité prescrites quelques semaines plutôt lors de ma consultation d'admission. Pour Salma, il y a cinq séances hebdomadaires de rééducation à placer dans son emploi du temps de collégienne : trois séances de kinésithérapie pour travailler l'équilibre et l'endurance, entretenir ses muscles, lutter contre les déformations ; une séance d'ergothérapie pour apprendre les outils de compensation utilisés soit en classe pour travailler, soit à la maison pour simplifier les actes du quotidien ; et une séance de psychomotricité pour développer des techniques de relaxation.

De toutes les rééducations, celle que Salma préfère, c'est la kinésithérapie ! Une quinzaine de kinésithérapeutes et leurs patients s'activent dans deux grandes salles lumineuses. C'est un mode de rééducation plutôt convivial et chaleureux, avec des paravents amovibles pour respecter l'intimité de chacun quand il le faut. La décoration soignée varie au rythme des saisons, la musique couvre le bruit des moteurs des appareils d'aide à la kinésithérapie respiratoire. Tout est fait pour donner envie d'y revenir. Cela tombe bien, certains jeunes doivent y passer quotidiennement, entre deux cours, pour des exercices respiratoires.

En kinésithérapie, on y passe du temps. On s'y retrouve. Les uns et les autres s'encouragent. « Allez, Alexandre, tu vas réussir à te maintenir debout et faire quelques pas. » Il y a dix mois qu'Alexandre est devenu partiellement paraplégique, à cause d'un accident de voiture dans lequel sa maman est décédée. Il les espère ces quelques pas, en maintenant son équilibre à la force de ses bras qui prennent appui sur un déambulateur. On s'observe. « Ai-je la même maladie qu'Enzo », se demande en son for intérieur Timothée ? Il ne posera pas la question à son kinésithérapeute, la réponse est trop dure.

On questionne aussi, comme Djibrill très inquiet : « quel âge à Victor, lui qui commence à devoir porter des attelles de jambe ? Moi aussi, atteint de la même myopathie, je vais bientôt devoir y être contraint ? » Cette question détournée témoigne de l'inquiétude et de l'angoisse légitimes de Djibrill. Sa myopathie évolue, il a très bien repéré les jeunes atteints de la même pathologie que lui. Même si pour une même anomalie génétique, lui a-t-on répété, l'évolution neurologique est différente. Chacun a sa propre histoire médicale au-delà de l'espoir, avec sa propre espérance.

*

Salma bénéficie aussi de séances d'ergothérapie pour manier les outils de compensation utilisables en classe et à la maison pour faire ses devoirs scolaires.

Salma est un peu perdue, elle avait l'habitude d'être assistée par une AESH, qui était à ses côtés, lui ouvrait son cahier, notait les leçons, écrivait les réponses aux exercices…

En classe, Salma doit désormais travailler avec le support de l'ordinateur, les leçons y sont numérisées. Son ergothérapeute participe à la consultation et nous rassure : Salma s'est finalement vite familiarisée avec ce nouveau mode de fonctionnement. Après quelques séances d'ergothérapie, elle est devenue très à l'aise pour se repérer sur le réseau numérique de l'école, adapter la taille des caractères pour une lecture plus confortable et trouver tout ce dont elle a besoin pour réviser ses leçons et faire ses exercices. En revanche, elle est terriblement frustrée, son écriture manuelle n'est plus fonctionnelle. Pour les contrôles longs, son professeur prévoit l'aide d'un secrétaire, un bénévole qui écrira sous sa dictée, mais pour les interrogations courtes en classe ou les devoirs le soir, à la maison, Salma utilise la frappe au clavier. Cet apprentissage, guidé par son ergothérapeute, mais parasité par les tremblements et autres mouvements incontrôlés de Salma, est laborieux. Elle est découragée, les exigences scolaires lui renvoient en permanence la lourdeur de sa maladie.

Son ergothérapeute a encore d'autres outils à lui proposer si la frappe s'avère trop difficile. Elle adaptera sa prise en charge et lui apprendra la dictée vocale en français d'abord, puis en anglais. La dictée vocale s'avère un autre moyen de liberté.

Durant cette consultation, par les gestes pudiques de tendresse pour l'aider à se lever vers la table d'examen, par le choix des mots pour évoquer les difficultés du quotidien pour toute la famille, par le regard doux envers sa fille, je sens combien l'amour filial, cette force animale du lien, est présent entre Salma et sa maman. Cet amour ne s'explique pas, pas plus qu'il ne se décrète, ni se raisonne. Mais il se ressent, s'expérimente et se vit. Il ne laisse pas de repos. Je veille à ce qu'il ne conduise pas à l'épuisement. Je rappelle la possibilité de demander une place à l'internat de l'école, même si Salma n'habite pas si loin. Son taxi collectif met une heure le matin et 45 minutes le soir, elle est en fin de trajet, d'autres élèves de l'établissement montent et descendent du véhicule sur le parcours.

À nous professionnels d'aider les parents à dire « stop », à proposer les aides humaines nécessaires avant que leurs forces physiques et psychologiques ne cessent et que l'amour ne soit plus vrai. Les professionnels peuvent prendre le relais. Certes, ce ne sera plus avec la même note d'amour filial, mais il y aura toujours celle de l'amour de l'éducateur ou du soignant qui ont le souci du bien-être. Comme il est dur pour un parent de dire ses difficultés à s'occuper de son enfant en situation de handicap, cela alimente sa culpabilité. Mais cela peut s'avérer vital pour tous.

J'ai toujours une certaine émotion du lien tissé, de la confiance gagnée lorsque j'ai senti des parents épuisés par le handicap, à bout physiquement et que j'ai réussi à les convaincre de nous confier leurs enfants, la semaine, à l'internat de l'établissement. Au-delà d'une grande pudeur, on devine combien ils sont tiraillés entre leur amour parental, leur dévouement, et la reconnaissance de leurs limites, de leur épuisement physique et moral. Pour s'occuper des autres, et même si l'autre est son propre enfant, il faut savoir prendre soin de soi, cela n'a rien d'égoïste.

Je cite alors aux parents concernés la terrible histoire de cette patiente rencontrée à l'hôpital, lors de mes études de médecine. Tous les matins, en prenant mon service, je découvrais les patients hospitalisés, durant la nuit, « dans mes lits ». C'est comme cela que l'on dit dans le jargon médical, il s'agit des patients que l'on doit prendre en charge. On se répartit les lits dans lesquels il y a nos patients. Je fis alors connaissance, dans un de mes lits, d'une dame relativement jeune, mais dans un très mauvais état général, avec une masse tumorale phénoménale, un véritable chou-fleur sortait de son sein. J'ai tenté de cacher mon étonnement, mais je ne devais pas être très crédible. Toute gênée, elle m'a dit ne pas avoir pris le temps de se soigner, trop occupée à prendre soin des autres. Elle ne va plus pouvoir s'en occuper longtemps, me suis-je dit en mon for intérieur.

C'est un peu le cas de certains parents très dévoués. Ils n'ont plus de temps pour eux, pour se reposer et se ressourcer. Ils ne se rendent pas compte qu'ils sont épuisés, en burn-out parental en quelque sorte : le dos douloureux à porter l'enfant qui a grandi et qui est devenu lourd ; l'esprit toujours occupé à penser aux verdicts médicaux ou à imaginer un avenir ; le sommeil haché par des soins de confort à prodiguer à toute heure. Tout comme dans le burn-out classique, cet épuisement est difficilement reconnu par la victime, ici le parent lui-même. Il ne voit pas sa propre souffrance ou la minimise. Il faut une bonne connaissance des parents de mes patients pour arriver à deviner cet amour épuisant, pour arriver à la confidence de ce burn-out très culpabilisant. Il est trop tôt encore pour que je parvienne à cette perception avec la maman de Salma, ce n'est que notre deuxième rencontre.

*

Il y a une prise en charge que je ne peux pas prescrire à Salma. C'est celle du suivi psychologique. Je peux lui prescrire trois séances de kinésithérapie, une de psychomotricité, une d'ergothérapie et même d'orthophonie si besoin. Mais impossible d'imposer à mon patient un soutien psychologique. Je l'incite, lui vante les mérites de cette possibilité d'exprimer ce qui l'habite à quelqu'un dont c'est le métier, qui fait cela bien mieux que moi. Les parents donnent l'accord de principe pour ce soutien, mais restent à l'écart de cet espace de paroles pour que le jeune puisse s'exprimer en toute liberté.

Pour une prise en charge efficace, Salma doit y être adhérente. C'est aussi le cas pour toutes les rééducations prescrites, ce n'est pas le propre du soutien psychologique. Il me faut aider Salma à avoir le courage de parler de ce qu'elle vit, de ce qu'elle ressent, de se mettre à nue d'une certaine façon, non sur une table d'examen médical mais dans le bureau d'une psychologue.

Les interrogations des adolescents en situation de handicap sont démultipliées par rapport aux valides. Quelles vies professionnelle, affective, sociale envisager après, au-delà des cadres rassurants de l'école et de la famille ? Comment le handicap ou la maladie vont-ils évoluer ? Quelle est mon espérance de vie ? Comment faire exister mes rêves et trouver la liberté ? Toutes ces questions légitimes sont angoissantes et laissent peu de place à l'émancipation, à la transgression des interdits nécessaires à l'adolescent, tant handicapé que valide. Toutes ces questions ont tendance à se bousculer dans la tête du jeune entouré d'autres en situation de handicap, qui lui renvoie tel un boomerang ce qu'il est, alors qu'on lui demande d'apprendre l'autonomie et qu'il se détache de ses parents. Il est difficile d'oser ce questionnement inconfortable.

Un jeune adolescent qui va bien a déjà beaucoup de mal à se confier et s'exprimer autour de toutes ces questions. Un jeune qui va mal, ne va pas spontanément parler à la psychologue ou très rarement.

« De toute façon, elle ne pourra pas me retirer mon handicap, à quoi bon ? » me soutient Salma lorsque je lui redis que j'ai conscience de la lourdeur de son histoire. Je devine aussi qu'elle veut préserver ses parents, surtout sa maman. Salma est atteinte de la même maladie génétique que sa tante maternelle récemment décédée. Je l'ai lu dans son dossier médical.

Salma a raison. La psychologue ne lui retira pas sa maladie, mais elle peut l'accompagner dans ses interrogations, ses peurs. Elle peut la décharger de tout ce qu'elle ne veut pas dire à sa maman.

Frapper à la porte du bureau du psychologue est un acte courageux et responsable. J'ai encore à apprendre à être plus persuasive pour que mes patients poussent cette porte plus facilement.

CHAPITRE 9

UNE MAIN DANS UN CHAPEAU

Le soir, en rentrant à la maison, je ne parle pas à mes enfants de Salma, de son aggravation inéluctable avec la perte de la marche, ni de mes doutes à l'accompagner avec sa famille dans ce défi de l'autonomie.

Je leur parle de Jérôme, de son énergie à soulever les montagnes, de ses succès, de ce quelque chose qui l'anime.

Gaultier, notre fils cadet n'avait pas son sourire habituel en rentrant du collège. Il était meurtri par une moquerie sur sa taille. Ce n'était pas la première fois mais aujourd'hui, c'était une de trop à encaisser. Réalisant alors la vie de Jérôme, il me dit avoir honte de son coup de blues. Penser au combat de Jérôme, ce soldat de la vie quotidienne, dont la guerre est le handicap, lui ouvre les yeux sur la réalité de son existence de collégien privilégié, effectivement petit pour l'instant, mais bien valide, capable de dépenser son énergie ou sa colère, physiquement. Il retrouve vite sa curiosité et m'interroge sur l'origine du mot « handicap ».

Il s'agit d'une contraction de l'expression anglaise « hand in a cap » qui se traduit littéralement par « main dans un chapeau ». Cette « main dans un chapeau » désigne en fait un jeu bien particulier. Il ne s'agit pas d'un jeu de magicien, de sortir un lapin d'un chapeau, mais d'un jeu d'échanges d'objets qui se pratiquait, dans les tavernes et auberges de Grande-Bretagne, au XVIe siècle. Un arbitre évaluait la valeur des objets et fixait la somme destinée à les égaliser. L'argent était déposé dans une casquette ou un chapeau. Cette compensation monétaire rendait le troc équitable avec des parts désormais égales. Le mot « handicap » désigne un désavantage, une gêne que l'on compense.

Quelques siècles plus tard, au XVIIIe siècle, le terme « handicap » sera repris dans le domaine sportif. Il désigne le principe d'égalisation des chances pour équilibrer la probabilité des victoires, lors des courses hippiques. Il s'agit alors de fixer un désavantage avec des charges ou des longueurs supplémentaires aux chevaux qui avaient obtenu jusque-là les meilleurs résultats. La compétition est ainsi équilibrée. Le même principe est repris ensuite dans le golf et le nautisme. Le handicap, dans le domaine sportif, est donc attribué au plus fort. Les handicapés sont donc les plus forts. C'est bien connu, mais pas toujours reconnu.

Lorsque nous utilisons le terme « handicap », il est judicieux de lui ajouter la préposition « pour » : handicap pour marcher, pour parler, pour écrire, pour raisonner. Préciser la difficulté liée au handicap permet de ne pas faire de celui qui est dans cette situation, un handicapé pour tout. Jérôme est peut-être handicapé pour marcher mais il ne l'est pas pour mener ses projets ambitieux.

Avant le XVIe siècle, plutôt que de « handicap », on parlait de « débilité physique ou mentale » en référence à l'origine latine *debilitas* qui décrit un état de grande faiblesse et de vulnérabilité et par opposition au mot latin *habilitas* qui signifie « aptitude ». Aujourd'hui dans le langage courant, le terme « débilité » est péjoratif, on l'associe à la débilité mentale, on en oublie la débilité physique.

Voilà un argument à donner à Gaultier pour poursuivre l'étude du latin, au moins jusqu'à la fin du collège. Shakespeare n'a pas le dernier mot !

*

Je ne parle pas davantage de Salma à Guillaume, mon mari. Lui aussi a sa part de difficultés, de tensions, de questionnements dans le monde financier où il évolue professionnellement. Les chiffres, les résultats sont souvent bien plus importants que les hommes. Il sait qu'il travaille dans un univers qui le met en porte-à-faux avec le mien. Il ne ramène pas toutes ses inquiétudes à la maison, toute sa quête de sens, je lui en suis reconnaissante. Et je ne lui déballe pas toute la souffrance de mon univers. En revanche il m'écoute le jour où tout cela est trop dur, et quand je souhaite m'épancher.

Je connais sa vision de mon univers de travail. En visionnant un reportage télévisé sur le handicap et tourné entièrement dans l'établissement, il avait noté des similitudes avec la scène tournée dans le bar du film *La Guerre des étoiles*. Dans la saga américaine, on voit des extraterrestres avec des têtes déformées, effrayantes à première vue, au comptoir d'un bar, se faire servir par un humain. L'ambiance y est très festive et chaleureuse. Dans le reportage, on voit des jeunes valides ou en situation de handicap donner une représentation théâtrale. Puis, à l'issue de la représentation, tous partagent des boissons et discutent avec leurs amis, éducateurs et professeurs venus apprécier leurs talents. Le journaliste du reportage n'a pas relevé que l'actrice principale dans la pièce de théâtre ne dirigeait son fauteuil électrique, entre deux répliques, qu'avec la pression exercée sur l'appui tête du fauteuil. Elle n'avait plus l'usage d'aucun de ses quatre membres, elle n'avait même pas la force d'une poussée de quelques grammes pour activer une commande manuelle.

*

Une consultation a toujours un aspect assez excitant. Je ne m'en lasse pas. C'est à chaque fois une nouvelle histoire à découvrir, des occasions d'échanges précieux, un nouvel épisode dans notre relation médecin/patient, une enquête à mener pour établir un diagnostic, des signes cliniques à traquer.

Lors d'une consultation d'admission, je fais connaissance avec un nouveau patient et sa famille. Je découvre des vies, des personnalités, des situations qui me marquent à jamais. Je sens des souffrances difficilement imaginables et des courages exemplaires. J'approfondis mes connaissances sur des maladies rares, et même très rares. Selon la définition de l'Union européenne, une maladie est dite rare si elle atteint moins d'une personne sur 2 000 soit moins de 0,05 % de la population. En 2021, on dénombre 7 000 maladies rares dans le monde, dont 80 % ont une origine génétique. Les maladies rares touchent près de 3 millions de personnes en France soit environ un Français sur 20 et pour 2/3 d'entre eux, la maladie rare est considérée grave et invalidante. Pour beaucoup de ces maladies rares, il n'y a aucun traitement disponible, on parle alors de maladies orphelines. Dans plus de la moitié des cas, ces maladies se développent dans l'enfance et sont responsables de 30 % de la mortalité infantile (source : solidarités-sante.gouv.fr).

Une consultation systématique en cours d'année me permet de faire le point sur le suivi médical rapproché à organiser pendant cette période de croissance, l'évolution du jeune dans l'établissement avec les adaptations à faire pour concilier scolarité et rééducation, les progrès à mettre en avant, les deuils à faire alors que la maladie progresse.

Enfin, lors des consultations impromptues je règle un problème aigu, trouve une solution, réconforte. Après un traumatisme, le membre douloureux est-il fracturé ? Ou n'est-ce qu'une contusion ? Cet encombrement bronchique est-il encore bien toléré chez ce patient insuffisant respiratoire ? N'y a-t-il pas des signes de gravité relevant d'une hospitalisation ?

Dans toutes ces situations, il y a le défi de la confiance à relever. Sans confiance le travail du médecin n'a plus de valeur et n'a aucun sens. J'en ai pleinement conscience.

Ce défi demande du temps, il faut apprendre à se connaître l'un l'autre. Il nécessite de l'écoute et de l'humilité : éviter de s'imposer, toujours accompagner. On peut s'appuyer sur l'expérience, sur les maladresses à ne pas réitérer. Ce défi doit être renouvelé à chaque consultation, heureusement on ne part pas à chaque fois de zéro, sauf s'il s'agit de la consultation d'admission. Pour les consultations suivantes, on pourra espérer avoir un petit capital confiance déjà acquis.

Quand la confiance tarde à s'installer, le doute domine et envahit.

Suis-je crédible ? Je ne suis pas le médecin hospitalier, expert en chirurgie orthopédique ou en neuropédiatrie. Souvent l'admiration de la famille pour ce médecin qui connaît le jeune depuis longtemps est palpable. Il a posé le diagnostic initial, avec lui le couperet est tombé, certes, mais il a libéré de l'attente, il a rassuré avec son expérience hospitalière, universitaire. Moi, je suis le médecin du quotidien, des petits riens du quotidien, des petits riens souvent lourds. La confiance, je dois la gagner chaque jour.

J'aime dire à mes patients que j'ai besoin d'avoir confiance en eux. J'ai besoin de savoir s'ils prennent vraiment le traitement prescrit, s'ils mettent vraiment toutes les nuits les attelles confectionnées. Je sais que certains ont un discours assez éloigné de la réalité. Je ne suis pas dupe, j'ai appris à deviner la vérité. Je peux aussi demander à mes indicateurs : les parents parfois ; les infirmières, les aides-soignants et les kinésithérapeutes plus souvent. C'est toujours un sentiment de profonde déception lorsque je me rends compte que des patients n'ont pas osé me dire leurs difficultés : n'avaient-ils pas suffisamment confiance en ma réaction, en ma capacité à les aider ?

Je ne juge pas leurs difficultés à suivre mes recommandations, mon ordonnance. Il me faut réajuster. La loi Kouchner de 2002 permet à tout patient de refuser le traitement médical. C'est sa liberté, celle qu'il a pour affronter la réalité de sa vie. Je sais que mon patient est libre d'accepter ou non son traitement, mais en toute connaissance de cause. Je tente de convaincre à nouveau, cherche des solutions qui conviendront à tous, accepte parfois une certaine prise de risque : pour les attelles de nuit, tu peux peut-être alterner, les mettre un jour sur deux ; jour pair, attelle jambe droite et jour impair, attelle jambe gauche, au moins quelques semaines, c'est important tant que ta croissance n'est pas terminée. Et si cela fonctionne, je n'ai pas l'impression d'avoir perdu, ni d'avoir cédé. J'ai le sentiment d'avoir regagné de la confiance et trouvé la juste position entre le respect d'autrui et ce qui est médicalement nécessaire pour le patient.

Pour s'installer, la confiance demande du temps. Temps de la parole, temps de l'écoute, temps du partage. On a parfois envie de bousculer le temps, de le ralentir ou de l'accélérer. Gagner du temps, c'est dans l'air du temps ; le maîtriser aussi. Même les serveurs téléphoniques s'y mettent. Ils vous indiquent votre temps d'attente, comme si vous deviez avoir le contrôle sur ce moment où d'apparence rien ne se passe…

À chacun son propre rythme, son propre temps. Ce temps hors du temps à gagner la confiance de mes patients m'a appris le goût de l'effort et de l'humilité.

CHAPITRE 10

HÉROS

Aujourd'hui, retour du week-end ; je n'ai pas de consultation systématique prévue. Je vais tâcher d'avancer ma pile de certificats médicaux demandés par madame Lachaise, l'assistante sociale. Je dois remplir le certificat pour prolonger le remboursement à 100 % des soins en lien avec le handicap de Camille comme si par miracle sa paralysie avait disparu ; celui de la nième demande de logement adapté pour la famille d'Antoine, afin qu'il puisse enfin accéder à la salle de bain sans que son papa soit obligé de dégonder la porte ; et aussi le dossier pour valider la participation de Thomas à un stage de foot fauteuil. La journée s'annonce donc surtout administrative…

Pas le temps de terminer le premier certificat que monsieur Hardy, le proviseur du lycée, entre dans mon bureau. Il n'a pas son aplomb habituel, il semble abattu. Avec précaution, il referme la porte derrière lui et s'avance vers mon bureau. Ému, il m'annonce la terrible nouvelle du décès d'Antoine ce week-end. Son papa vient de nous prévenir.

Sous mes pieds, la terre s'ouvre et m'engloutit. Non ce n'est pas possible ! Le visage de la maman d'Antoine envahit mon esprit. Quel cataclysme pour cette femme si touchante par sa jeunesse et son courage. Lors de la consultation d'admission, elle paraissait si jeune et fragile, avec les infirmières, nous avions cru un moment qu'elle était la sœur aînée d'Antoine. Je ne peux qu'envisager sa détresse et son chagrin, jamais les vivre. Elle est désormais amputée à jamais de cet enfant qui l'a rendue mère, qui l'a chahutée entre joie et fatigue, qui lui a donné la force de l'aimer tous les jours et toutes les nuits depuis sa naissance. Cet enfant n'est plus, elle sera à jamais blessée. Comment va-t-elle apprivoiser la peine et le manque ? Comment va-t-elle tenir bon pour s'occuper Alexandra, la petite sœur d'Antoine, elle aussi atteinte de la même maladie ?

Que s'est-il passé ce week-end pour qu'Antoine meurt ? Je le savais médicalement très fragile. Lors d'une sortie au cinéma, en pleine séance, Antoine a fait une fausse route. Les muscles affaiblis, il n'a pas réussi à tousser et s'est étouffé. Je savais qu'Antoine allait régulièrement au cinéma avec son père et son cousin, c'était leur plaisir. Il me donnait toujours des idées de films à aller voir en famille.

Cet accident ne m'étonne malheureusement pas, Antoine a déjà fait plusieurs fausses routes lors de repas à la cantine. À chaque fois, les infirmières présentes au réfectoire l'avaient désencombré en urgence manuellement ou avec l'aide d'une machine afin d'éviter l'asphyxie mortelle.

Il faut annoncer aux élèves de la classe la tragique nouvelle. Pas plus que le proviseur, je n'ai été formée à ce genre de prise de parole. Comme lui, je ne peux déclarer forfait, j'ai le devoir d'agir. Aidés par la psychologue, nous cherchons les mots qui nous semblent les plus justes. Profitant d'un cours du professeur principal, nous révélons aux élèves la mort d'Antoine. L'instant est solennel, pesant. Le proviseur a la charge des premiers mots. J'écoute distraitement. Je suis davantage occupée à faire défiler dans ma tête les diagnostics médicaux des uns et des autres. Erwan est paraplégique depuis qu'il a reçu une balle perdue lors d'un échange entre deux bandes rivales de sa cité. Mariam souffre des séquelles d'une hémorragie cérébrale, elle a du mal à marcher et à s'exprimer, etc. Non, c'est bon, il n'y a pas de jeunes atteints d'une pathologie similaire à celle de Antoine, dans cette classe. Cela enlève un peu de lourdeur à ma tâche.

La nouvelle tombe, les élèves sont abasourdis. Le soleil ne s'est pas mis en berne, il brille comme pour adoucir l'instant. Je dois enchaîner, mes lèvres tremblent. Je me lance maladroitement, je veux être réconfortante pour consoler, tenter d'alléger les peines et la mienne par la même occasion. Touchée mais pas coulée, il faut tenir pour ceux qui restent. Je ne sais ce qu'Antoine avait dit de sa pathologie à ses camarades de classe, alors je souligne combien Antoine était régulier dans ses soins quotidiens, combien il restait battant malgré l'avancée de la maladie, combien il était tenace à ne pas vouloir rater un cours malgré sa grande fatigabilité.

Pour tous, il y aura un avant et un après la mort d'Antoine. Il y aura aussi un tout, un tout rempli des souvenirs qu'il nous laisse. Il y a deux sortes de souvenirs, ceux que l'on a « de » quelqu'un et ceux que l'on a « avec » quelqu'un.

Pour moi, le souvenir le plus marquant d'Antoine est celui de sa détermination à vouloir participer aux activités de natation de sa classe. Voyant que les professeurs de sport organisaient une séquence natation pour les classes de son niveau, Antoine était venu chercher mon approbation. Je détenais le sésame médical qui lui ouvrirait la possibilité de vivre son rêve : le certificat de non-contre-indication médicale à la baignade. Antoine n'avait pas tort, son état de santé à proprement parler ne lui interdisait pas le plaisir d'évoluer dans l'eau. Il s'agissait juste d'une question d'organisation logistique. Antoine devait pouvoir se baigner tout en restant relié à la machine de ventilation indispensable à sa respiration. Il était bien décidé à ce que je trouve une solution et me lançait un défi. Avec son kinésithérapeute et les infirmières, nous avons réfléchi et proposé une solution au professeur de sport. Il suffisait d'y penser ! Nous allions installer sur un petit bateau gonflable sa machine de ventilation. Une fois dans l'eau, une infirmière serait chargée de pousser le bateau pneumatique tout en nageant à proximité immédiate d'Antoine pour qu'il reste branché à sa machine de ventilation et qu'elle puisse réagir si une alarme de la machine se déclenchait. Grâce à ce système non breveté mais très efficace, et avec l'aide de son kinésithérapeute et d'un aide-soignant qui le soutenait, Antoine a goûté les joies de la baignade et a apprécié la découverte de nouvelles sensations de son corps porté par l'eau.

Antoine était définitivement un héros, aussi exigeant qu'imprévu et les héros ne meurent pas. Il restera dans nos mémoires. La mort véritable vient de l'oubli. Avec tous les souvenirs qu'il nous laisse, il devient immortel. Sa vie était faite de batailles, beaucoup ont été gagnées ; celle de ce week-end irrémédiablement perdue.

Le ballon des émotions explose : abattement pour les uns, colère et révolte pour d'autres. La vie bat plus fort tout d'un coup. Aminata se tient la tête dans les mains, le regard embué de larmes. Sa tête est trop lourde de souffrance. Matthieu dirige son fauteuil vers la porte, il veut se retrouver seul, aller librement à sa colère dans le couloir. Je le rejoindrai volontiers. Comme lui, je voudrais m'échapper bien loin d'ici. Léa s'effondre sur son bureau pour pleurer, son corps est secoué de profonds sanglots. Son chagrin se passe de pudeur. Je m'approche pour la serrer, la serrer fort. Les mots ne peuvent remplacer les maux. Ce contact physique m'est nécessaire face à son désarroi et face au gouffre de la mort. Avec elle et pour elle, j'ai besoin de sentir la force de la vie. C'est peut-être un moyen aussi de contenir ma colère.

À la fois ensemble, mais finalement seul dans ce corps à corps avec la souffrance, chacun avec sa propre histoire. Je repense alors avec effroi au traumatisant isolement dans les hôpitaux des mourants du Covid et de leur famille endeuillée lors de la première vague de la pandémie. Terreau idéal pour des deuils pathologiques.

La psychologue est là, à mes côtés, elle prend mon relais. La mort et la souffrance sont des énigmes, alors elle écoutera la colère, elle consolera la tristesse, elle apaisera la révolte, elle devinera l'inquiétude que suscitera la mort d'Antoine. Il n'y a aucune réponse possible au « pourquoi » la souffrance de la maladie, du handicap. La psychologue tentera d'orienter vers la question du « comment » vivre avec cette souffrance. Ici encore aider à sortir du « pourquoi » la souffrance et guider vers des solutions pour apprendre « comment » vivre avec.

J'arrête de chercher, je n'ai pas de réponse satisfaisante à la souffrance. J'essaie de rester dans mon rôle, être là au plus près, sans fuir la douleur, le silence ou les larmes. Je constate que la souffrance n'épargne personne, à des degrés différents. La souffrance nous rattrape tous, sans distinction, quel que soit notre religion, notre milieu social : aussi bien Antoine jeune catholique habitant à Trappes, une des communes les plus défavorisées de France, que Benjamin, cet ancien élève de confession juive, vivant à Paris dans le XVIe arrondissement, l'un des plus riches de la capitale, et décédé l'an dernier.

Pourquoi tant de souffrance pour leurs parents aussi ? J'ai beau cherché, je n'ai pas de réponse. Tout comme je ne trouve pas de mot dans le registre, pourtant riche, de notre langue française pour exprimer l'état du parent qui a perdu son enfant. On connaît le « veuf » ou la « veuve » pour celui ou celle qui a perdu son conjoint. On parle d'« orphelin » pour désigner celui dont les parents sont morts. Mais qu'en est-il pour les parents qui ont enterré leur enfant ? Il n'y a aucun mot. La langue française est restée muette. Cette souffrance et cette douleur sont au-delà de toute définition, trop abyssales pour être nommées. On ne console pas de la mort d'un enfant. Les parents souffrent désormais, comme les amputés, de la terrible douleur de l'enfant disparu, semblable au membre fantôme.

La vie continue, l'arc-en-ciel que je verrai à travers les fenêtres de mon bureau, aura désormais une couleur supplémentaire, celle du noir, celle de la mort de Antoine. Définitivement la mort habite la vie.

*

La demande du professeur principal de Camille me remet dans un élan de vie. Pour la cohésion de la classe, pourquoi ne pas tester des sensations extrêmes et organiser un saut en parachute ? L'enthousiasme de certains professeurs force mon admiration. Ils en oublient les contraintes médicales et voient avant tout des jeunes comme tous les autres, aimant les sensations fortes. Dans le cas de Camille, qui dans les suites de son accident de piscine, a dû subir une lourde intervention chirurgicale pour stabiliser son dos, il n'est pas question de faire un tel saut. Le risque de casser les tiges qui maintiennent droite sa colonne vertébrale est bien trop important, il y a contre-indication médicale absolue.

Il va falloir que je l'annonce à Camille. Une consultation comme je ne les aime pas. Je suis prête à entendre sa déception, sa colère, sa révolte face à mon veto médical. Je me suis préparée à recevoir tout cela de plein fouet. J'ai revêtu en quelque sorte mon gilet pare-balles sous ma blouse blanche. Je suis celle qui stoppe encore un projet, celle qui ramène à la lourde réalité, celle qui casse les élans dynamiques des professeurs, des éducateurs. J'aimerais tant donner des moments de vie intense à Camille et lui faire oublier quelques instants son quotidien, cloué dans son fauteuil roulant électrique. Mon rôle est celui de transmettre la raison médicale. Il y a des moments où j'aimerais rendre ma blouse blanche.

Je profite d'une consultation avec les infirmières où nous vérifions la bonne évolution de l'escarre de Camille pour lui en parler. J'appréhende sa réaction. À ma plus grande surprise, elle me dit qu'elle a le vertige et qu'il n'est pas question qu'elle saute en parachute, surtout elle veut rester sur le plancher des vaches à voir atterrir les uns et les autres ! Merci Camille, j'enlève mon gilet pare-balles et garde ma blouse blanche.

*

Il y aussi Thomas qui me maintient dans la vie. Les infirmières demandent que je le reçoive en consultation. Depuis un entraînement de foot fauteuil organisé par l'association sportive, il ressent une douleur à la suite d'un choc contre sa jambe. Je suis contente de revoir Thomas, souriant malgré le traumatisme récent. Je ne reconnais pas le jeune mutique que j'avais reçu il y a quelques mois avec son papa pour une consultation d'admission où la confiance était difficile à instaurer.

Je l'examine et peux le rassurer. Pas de radiographie nécessaire. Il s'agit d'une simple contusion, il n'y a pas de suspicion de fracture. Je lui donne aussi l'autorisation de participer au prochain entraînement de foot fauteuil dans trois jours. Thomas est devenu accro de ce sport adapté et se révèle un excellent attaquant. Il entend bien défendre les couleurs de l'établissement aux prochaines compétitions européennes pour gagner le titre de champions d'Europe remporté l'an dernier par ses aînés.

L'équipe de foot fauteuil est constitué avant tout de jeunes garçons et filles qui font grincer les pneus de leur fauteuil électrique dans un gymnase pour diriger un ballon de 33 centimètres de diamètre (soit 11 centimètres de plus qu'un ballon de foot classique) vers une cage de buts. Deux équipes de trois joueurs et un gardien s'affrontent, pendant 40 minutes sur un terrain de basket, les fauteuils abîmeraient trop la pelouse d'un terrain de foot. Les équipes peuvent être mixtes. On compte en France, en 2020, 900 licenciés et 70 équipes sur toute la France qui s'affrontent en 3 divisions (source : handisport.org).

Les joueurs utilisent des fauteuils électriques dédiés à cette activité et équipés de robustes pare-chocs. Leur vitesse est bridée, limitée à 10 km/h en marche avant et 20 km/h en marche arrière, ce qui n'empêche pas le ballon de partir à plus de 80 km/h lorsqu'il est shooté dans un mouvement de rotation à grande vitesse.

Les règles sont semblables à celles du foot valide avec des touches, des corners, des coups francs, des penalties, des cartons jaunes et rouges. La principale spécificité réglementaire est celle des 2 contre 1 : il s'agit de respecter une distance entre le détenteur du ballon et ses coéquipiers ou ses adversaires, il y a interdiction de se percuter. Difficile pour le gardien de foot fauteuil de faire un plongeon, alors une autre règle s'est imposée : le ballon doit impérativement rester au sol.

Ce sport, autour d'un ballon, n'a pas autant de supporters que le football classique qui en a des millions. Si les chaînes de TV venaient à diffuser les matchs de foot fauteuil, on arriverait peut-être à des millions de supporters tellement le spectacle et l'émotion peuvent être présents. En 2018, l'équipe de France de foot fauteuil a gagné la 4e édition de la coupe du monde qui s'est tenue en Floride. Elle s'est imposée en battant les États-Unis, 4 à 2. Le même score que l'équipe de Didier Deschamps. Deux coupes du monde gagnées le même mois pour les sportifs français, ceux des footballeurs professionnels valides et ceux des footballeurs handicapés moteur.

CHAPITRE 11

ESPÉRANCE

Salma n'accepte pas le passage au fauteuil roulant. Elle lutte, s'épuise pour ne pas perdre la marche, m'a confié son kinésithérapeute. Elle pense que des séances supplémentaires de rééducation lui permettront de reculer l'échéance de cette perte. Elle connaît mon opinion sur ce sujet et voudrait changer de médecin pour obtenir une prescription d'une prise en charge quotidienne.

Je n'ai pas été assez convaincante. Salma me renvoie à mes doutes, tout comme Antoine l'avait fait, quelques mois avant sa mort. Il était parvenu à convaincre un ami de classe qu'il n'était pas nécessaire que la ceinture de son fauteuil soit attachée, ou un autre camarade que la mentonnière au confort pourtant revu, ne lui était pas utile. Il savait pourtant qu'il se mettait en danger de mort. En maniant son fauteuil électrique, ainsi libéré de ces contentions, il risquait que le poids de sa tête – 4,5 kg environ – le fasse basculer, le tronc en avant, se plier sur lui-même et arracher le tuyau qui le raccordait à sa machine pour respirer. Avec ce comportement, Antoine exprimait-il un désir réel de mort ou était-ce juste un défi d'adolescent ? Comment aurait-on pu le convaincre d'éviter cette conduite à risque ? Et d'entamer une discussion avec la psychologue ? Pas plus que moi, ni son éducateur ni ses parents, n'arrivions à lui faire entendre raison sur le danger encouru. Je me sentais bien démunie devant son assurance, son aplomb glaçant de déterminisme. Désormais cloué dans un fauteuil électrique à ne pouvoir bouger que la manette de celui-ci et en situation d'insuffisance respiratoire majeure, branché sur une machine pour respirer, il jouait aisément avec les limites de la mort. Je voulais l'en empêcher, mais de quel droit, finalement ?

*

Pour tenter de gagner la confiance de Salma et lui donner de l'espoir alors que son état se dégrade, j'ai besoin de l'expertise d'un médecin hospitalier très au fait des dernières nouveautés de traitement. Dans les murs de l'établissement, nous arrivons à organiser plusieurs fois par an des consultations communes avec des chirurgiens, des neuropédiatres ou des généticiens chercheurs. Cela évite aux jeunes et à leur famille de se rendre à l'hôpital, de perdre du temps dans les transports et salles d'attente, et permet aussi une meilleure concertation entre notre équipe soignante au quotidien et l'équipe médicale experte hospitalière.

Avec un pédiatre spécialisé en génétique, nous recevons donc Salma et ses parents. Les arguments scientifiques qui donnent des raisons d'espérer sont bien présents. Des progrès révolutionnaires, à l'échelle du temps médical, ont été réalisés ces dernières années dans le domaine des maladies génétiques avec l'avancée de la thérapie génique.

Le gène de la dystrophie musculaire progressive de Duchenne de Boulogne, cette myopathie dont sont atteints certains des jeunes garçons de l'établissement, comme environ 3 500 hommes en France, n'a été découvert qu'en 1986. Cette découverte a débouché sur la création des Téléthons dont les animations permettent de collecter de l'argent pour l'AFM (Association France myopathie). Les recettes des Téléthons ont permis d'ouvrir, dès 1990, des laboratoires de thérapie génique, appelés Généthons. Le premier a eu vocation de cartographier le génome, notre identité génétique, et de trouver l'origine des maladies génétiques responsables des maladies rares. Les premières cartes génomiques ont été établies en 1992. Aujourd'hui, nous sommes à la troisième génération de Généthon et celui-ci a désormais vocation de développer la thérapie génétique, c'est-à-dire de créer des médicaments qui modifient le génome défaillant pour rectifier l'anomalie génétique. Ce gène médicament est introduit dans les cellules de l'organe malade pour corriger le défaut à l'origine de la pathologie. Des espoirs de stabilisation des maladies neuromusculaires évolutives existent réellement et certains patients commencent à en bénéficier. En 2019, on compte 260 essais thérapeutiques en cours pour le traitement de la myopathie de Duchenne.

On commence à parler de thérapie curative, qui soigne, et non plus seulement de thérapie symptomatique, qui apaise. Ce sont des progrès fulgurants dans l'histoire millénaire de la médecine. L'échelle du temps pour les chercheurs n'est malheureusement pas la même pour les patients et leurs familles. Est-ce pour cela que le « patient » porte ce nom ? Devra-t-il forcément faire usage de patience ? Le mot « patient » est dérivé du mot latin *patiens*, qui signifie « celui qui endure, celui qui souffre ». Il n'est pas bon d'être un patient.

Dans le cadre de la maladie dont est atteinte Salma, les espoirs de nouvelles thérapies sont aussi bien réels. Ce ne sera pas pour retrouver ce qui a été perdu mais pour stabiliser l'évolution. Alors ne pas perdre la marche ? interroge la maman de Salma. Des larmes montent aux yeux du papa, il espère tant pour sa fille. Mais Salma veut plus encore : c'est courir, qu'elle souhaite. Le papa de Salma recule sa chaise, il souhaite cacher son émotion. Ses larmes se transforment en lourds sanglots, il comprend que la perte de la marche en cours est irrémédiable.

Pour l'instant, je le sais, le traitement n'est pas disponible. Des essais ont été concluants sur des chiens, des protocoles thérapeutiques sur des malades sont en cours d'élaboration. Salma va devoir attendre pour en bénéficier, et d'ici là, elle aura perdu la marche. II va falloir aider Salma à oublier ses soubresauts d'espoir sans tomber dans le chaos du désespoir.

Je préfère que l'on enchaîne sur son espérance de vie, un sujet tout aussi important pour lever beaucoup d'angoisse. On parvient ainsi à lever un poids qui pesait sur les épaules de Salma, de sa famille, un fardeau qui les empêchait d'avancer, d'espérer. Elle ne pensait pas avoir droit à autant de vie.

Et lorsque l'on réalise que l'on sera en vie pour encore quelques années, on peut s'autoriser à élaborer une liste des envies. Parler de ses « envies », permet de se sentir « en vie » dans son corps défaillant. En parlant d'espérance de vie, d'envie, les rêves deviennent des objectifs à atteindre.

D'ailleurs, à propos d'envie, Salma a hâte de partir en séjour transfert, comme on le dit dans le jargon de l'établissement. Il s'agit, lors des vacances scolaires, de participer à des séjours éducatifs, sportifs ou culturels : au Futuroscope, à la montagne pour skier, en Bretagne pour naviguer, etc. La liste des destinations et des projets est assez fournie. Dans quelques semaines, Salma va rejoindre, avec une dizaine d'autres jeunes de l'établissement, la côte méditerranéenne et découvrir pendant une semaine les joies de l'initiation à la plongée sous-marine handisport. Ils seront accompagnés par des éducateurs, infirmières, aide-soignants et kinésithérapeutes de l'établissement. Salma et ses parents attendent avec impatience ce séjour qui leur prouve à tous que Salma vit !

CHAPITRE 12

AVENIR

Aujourd'hui, on se réunit autour de Marina et sa maman pour organiser son orientation en milieu valide. Nous sommes nombreux autour de monsieur Hardy, le proviseur qui anime la rencontre : monsieur Richard le kinésithérapeute, Stéphanie l'infirmière, madame Lachaise l'assistante sociale et aussi l'ergothérapeute, l'éducateur, le professeur principal et la psychologue.

Marina va mieux depuis son arrivée il y a maintenant trois ans, quelques mois après l'infection virale qui l'a rendue paraplégique. Elle a appris à vivre avec son corps qui demande des soins intimes et vitaux pluriquotidiens à heure fixe, elle supporte les effets secondaires des médicaments qui par ailleurs la soulagent de douleurs neurologiques, elle préfère utiliser le fauteuil roulant plutôt que de marcher péniblement avec cannes, attelles et chaussures orthopédiques. Marina connaît désormais des exercices d'auto-rééducation de kinésithérapie et l'on a récemment pu diminuer le nombre de séances hebdomadaires. Elle peut s'autoriser à lever le pied, au sens figuré bien sûr. Les exercices d'auto-entretien vont désormais suffire. Tout cela est une bonne nouvelle. C'est comme cela que je l'annonce désormais pour éviter l'incompréhension ou la colère des parents persuadés que la diminution ou l'arrêt de prise en charge fera perdre des acquis.

Je comprends que, derrière cette agressivité que provoque le changement, il y a la peur de rater des possibilités, des possibilités de encore mieux, de moins de raideur quand il s'agit de kinésithérapie, de moins de fatigue quand il s'agit de transport individuel en taxi ou ambulance.

J'essaye au mieux de rester dans mon rôle, de rester professionnel sur les indications des prescriptions qui ont toutes un coût financier. Le système est généreux. Sachons en profiter à bon escient, à la juste mesure de la générosité de celui-ci.

*

Marina peut être fière de son évolution, de sa capacité à avoir su profiter des opportunités de l'établissement. Je me souviens bien de sa consultation d'admission où le défi de renouer avec la scolarité était élevé.

Avant même d'être malade, Marina était en échec scolaire, elle avait commencé à décrocher. Entre un père muré dans une maladie psychiatrique et une mère épuisée par son travail, Marina se réfugiait sur les réseaux sociaux et ses sorties se résumaient à zoner dans sa cité. Intégrer notre établissement signifiait que Marina acceptait les exigences scolaires, rattrapait ses lacunes, se faisait des amitiés avec des plus jeunes – puisqu'elle avait deux ans de retard. Elle devait aussi découvrir l'internat et se plier à ses règles, se sevrer de son addiction aux réseaux sociaux au moins la semaine, puisque la famille de Marina habite trop loin de l'établissement pour qu'elle puisse faire, même en taxi, les trajets quotidiens. Il fallait aussi qu'elle renoue avec les séances de kinésithérapie et le port des attelles. Lors de la consultation d'admission, j'étais assez inquiète, le changement s'annonçait radical, serait-ce trop pour elle ? Mission impossible ? En tout cas, mission de la dernière chance : l'idée de rater ce retour dans un cadre scolaire pour un retour à la maison, devant son écran d'ordinateur ou son téléphone, me terrifiait.

Cela n'a pas été simple, nous avons eu des consultations animées où je n'étais pas dupe sur les réponses farfelues de Marina pour échapper à telle ou telle de mes prescriptions. Il y a eu des moments où j'ai douté de sa capacité à sortir du piège des écrans lorsqu'elle rentrait chez elle le week-end et les vacances, à bâcler son travail scolaire et à surfer toute la journée et une bonne partie de la nuit. Nous nous sommes relayés, les différents professionnels, que ce soient ses professeurs, éducateurs, kiné, etc., pour que Marina devienne actrice de sa prise en charge scolaire et médicale. Il y a eu des soubresauts, Marina a redoublé une troisième fois. Mais elle a mûri au contact d'autres jeunes malades ou en situation de handicap. Elle s'est mise au travail, s'est révélée être une élève douée dans les matières scientifiques. Et Marina a décidé d'aller étudier sur le même campus que son amie, Camille, tétraplégique. Une formidable amitié est née entre elles deux, elles se portent mutuellement et ne peuvent se passer l'une de l'autre, ou presque.

Camille, au caractère droit et rigoureux, structure Marina. Et cette dernière le lui rend bien en aidant tout naturellement Camille dans les actes de la vie quotidienne pour lesquels elle est dépendante. Elles ont conscience de leur complémentarité et de la chance de s'être rencontrées.

La consultation médicale d'admission de Marina fait partie de celles que je n'oublie pas. Le challenge était assez vertigineux. Qu'une consultation de sortie me marque, c'est déjà plus rare et c'est le cas de celle de Marina. Elle mâche rarement ses mots et m'a confié combien elle avait eu de la chance d'être atteinte de cette maladie qui lui avait permis d'échapper à la racaille de sa cité et au piège des écrans. Elle ne serait jamais devenue ce qu'elle est aujourd'hui, confiante dans l'avenir, sans son handicap. Je n'aime pas écrire que Marina a eu de la chance d'être malade. C'est elle qui me l'a dit ainsi. Elle réalise combien la fragilité inhérente à sa vie lui a été une ouverture et lui a permis de devenir solide pour désormais s'aventurer, avec confiance, dans la vie étudiante, malgré son handicap.

Marina envisage des études de biologie. Son rêve : travailler dans la recherche médicale. On en imagine bien la raison. Elle va postuler en licence, son professeur principal valide cette orientation et est confiant sur ces capacités d'intégration dans le monde professionnel. Elle a autre chose à apporter à la société que son corps déformé.

Marina viendra alors gonfler le taux d'emploi des personnes handicapées. En 2019, 37 % des personnes handicapées éligibles à un emploi travaillent. Selon le principe fondamental de non-discrimination établi par la loi de 2005, il n'existe pas d'emploi réservé aux personnes en situation de handicap mais il existe une obligation légale pour les entreprises françaises de plus de 20 salariés d'atteindre 6 % d'emplois de personnes handicapées ou de payer une contribution compensatrice.

En 2019, soit avant la crise sanitaire et économique, 78 % des entreprises employaient au moins une personne handicapée, et le taux d'emploi direct en équivalent temps plein pour les personnes en situation de handicap s'élevait à 3,4 % de l'effectif total des salariés des entreprises assujetties. On est loin de l'obligation légale des 6 % mais on observe une conjoncture favorable et une certaine dynamique encourageante depuis quelques années. En 2019, le nombre de demandeurs d'emploi en situation de handicap a diminué pour la première fois plus vite que le tout public. Depuis le 1er janvier 2020, le taux d'emploi des personnes en situation de handicap reste fixé par la loi à 6 % de l'effectif de l'entreprise, mais les modalités de ce calcul changent. Toutes les entreprises y compris celles de moins de 20 salariés, doivent déclarer leurs efforts en faveur de l'emploi des personnes handicapées (source : Observatoire de l'emploi et du handicap, juin 2020). Tous les types d'emploi sont pris en compte afin d'encourager l'emploi sous toutes ses formes : stagiaire, période de mise en situation, sous-traitance…

Nous avons la fâcheuse tendance à utiliser le mot « insertion » dans le monde du travail pour parler de l'emploi des personnes différentes : immigrés, anciens détenus, handicapés, etc. Ne serait-il pas plus habile de parler d'« inclusion » ?

L'insertion, selon sa définition étymologique, est le fait de s'attacher sur, dans quelque chose, se greffer. Il n'y a aucune notion d'indépendance ou de liberté. Parler d'inclusion est plus juste. Cela renvoie à la place que chacun peut trouver dans notre société, dans le respect de sa singularité et de sa dignité. Et tout le monde a une place si on accepte de faire bouger nos habitudes.

CHAPITRE 13

PROGRÈS SCIENTIFIQUES

Qui tape à la porte entrouverte de mon bureau ? Ici on tape avec un fauteuil plus souvent qu'on ne frappe à la porte. Et si je laisse entrouverte la porte de mon bureau, quand je ne suis pas en consultation, c'est pour que les jeunes puissent entrer sans avoir à tourner la poignée, mais juste en poussant la porte avec leur fauteuil.

C'est Salma qui profite d'une récréation. Je l'ai vu il y a moins d'une semaine en consultation commune avec le pédiatre chercheur en génétique et ses parents. Il n'était pas prévu de se revoir si vite. Elle n'est pas longue à me demander si j'ai reçu le médicament. Je comprends tout de suite : elle veut bénéficier du traitement de thérapie génique qui pour l'instant n'est pas distribué, mais encore au stade d'essai et dont nous avions parlé en consultation la semaine dernière. Elle pense que les infirmières l'ont dans leur impressionnant stock de médicaments, elle le veut tout de suite même si c'est une piqûre ! Son ton est rempli de colère. Espoir et lucidité se bousculent en elle, et la rendent plus vivante que jamais.

Anéantie, je mets quelques secondes à réagir. Le destin de Salma lui échappe. Elle souhaite se le réapproprier et l'exprime avec un mélange de lutte, colère et espoir. Elle recherche une force nouvelle en ce traitement. Pour lui répondre, je prends une chaise et vais m'installer à côté d'elle, je ne veux pas que mon bureau nous sépare, je veux physiquement me mettre à ses côtés. Je pose ma main sur sa cuisse, j'ai besoin de lui exprimer ce geste de tendresse. Il ne remplacera pas le médicament qu'elle espère, je le sais bien. Ce petit geste veut être un rempart contre sa solitude et réaffirmer mon engagement à l'accompagner. Je crois en la vertu de ce geste simple, il n'est pas superflu pour qui endure tant de souffrance. Aujourd'hui, je n'ai que ça, en plus des mots d'espoir que nous avions prononcés avec mon confrère et que je lui répète. Le médicament tant espéré n'en est qu'au stade expérimental.

– Et mon prénom ? Vous savez ce qu'il signifie en arabe ? lance Salma. « Sans défaut, en bonne santé » ! Je ne suis pas faite pour ce prénom. Vous ne croyiez pas qu'il y a une erreur de casting ?

Tout n'est que trahison : son corps assiégé par la maladie, son prénom à la signification si lointaine de l'espérance de ses parents. L'homme n'est pas maître de la nature, il doit l'apprivoiser. Prise au dépourvu, je n'ai pas la répartie verbale, j'esquisse un sourire. C'est ma façon d'admirer Salma, son humour et sa volonté pour détourner l'intolérable de la situation et sa frustration.

Vivre avec sa maladie, vivre sans l'usage de ses muscles, vivre malgré la lenteur des progrès scientifiques, vivre quand même. La vie continue, têtue.

*

Chacun a son propre rythme, son propre temps. Il y a celui des chercheurs, des médecins, des soignants et celui des malades, des patients, de leurs familles.

Les Anglo-Saxons, au flegme légendaire, utilisent deux mots pour désigner le temps : « time » pour le temps qui passe, souvent trop vite, et « weather » pour le temps qu'il fait, souvent rarement comme on voudrait. Le temps a ses saisons, son rythme pour que chaque chose se fasse en son temps : ici encore, celui du « pourquoi » puis celui du « comment ».

Le temps du malade, de la personne en situation de handicap, n'est pas celui de son entourage familial et médical. Les consultations sont nombreuses où les parents reviennent sur des échanges des consultations précédentes à propos d'espoirs vains de récupération, par exemple. Le temps d'acceptation, davantage que celui de la compréhension, est long. Le jeune l'a souvent d'ailleurs admis avant ses parents. Tout comme Rémi, en situation de handicap depuis la naissance, désormais presque adulte, alors que sa maman demandait une nouvelle fois encore, s'il n'y avait pas espoir que son fils marche mieux un jour. Rémi rassurait sa mère : il se débrouillait très bien, il n'avait pas besoin de mieux marcher. C'était probablement sa façon de lui demander de lui faire confiance.

Le temps du malade, de la personne en situation de handicap, de sa famille n'est souvent pas celui du médecin, de l'infirmière. Il n'est pas une entité technique maîtrisable. Une maladie ou un handicap annoncé n'est pas une maladie, un handicap intégré.

Il y a d'une certaine façon le temps qu'il fait pour l'un et le temps qui passe pour les autres.

*

Puisque je n'ai pas de médicament à lui donner, Salma veut un exosquelette. Elle a vu les vidéos ! Elle est formidable Salma, elle cherche toutes les solutions pour un avenir meilleur. Elle n'est jamais à court d'idée pour marcher. Je pense qu'elle a vu les images de ce jeune paraplégique de 14 ans, équipé d'un exosquelette, donner le coup d'envoi de la Coupe du monde de football en shootant, tant bien que mal, dans le ballon en 2014 au Brésil.

Cinq années plus tard, cette technologie a franchi l'Atlantique. Un jeune Lyonnais de 28 ans, paralysé des quatre membres depuis une chute, est parvenu à diriger par la pensée les mouvements d'un exosquelette, un prototype issu de dix ans de recherche dans un laboratoire grenoblois (*The Lancet Neurology*, 4 octobre 2019). Un gouffre ou un plus modeste fossé sépare-t-il le fantasme de marcher de la réalité de la robotique ?

On peut effectivement porter beaucoup d'espoir sur les exosquelettes, véritables prouesses technologiques que sont ces dispositifs high tech portés par l'homme, dirigés par lui et capable de réaliser à sa place. Le principe est basé sur la captation de signaux cérébraux recueillis à l'aide d'un système d'électrodes et convertis en instruction de mouvement du robot. En pratique, il s'agit d'un squelette mécanique ;

une sorte d'armure motorisée et reliée à un casque d'électrodes, chargé de capter les signaux émis par le cerveau et de les transmettre à un ordinateur situé dans le dos de la personne appareillée et qui les transforme en signaux moteurs. De quoi assouvir les rêves de nombreuses personnes ayant perdu la marche ou l'usage d'un membre puisque l'exosquelette permet ainsi au prix d'un appareillage, lourd d'une trentaine de kilogrammes environ, et après un apprentissage de sa fonctionnalité, d'actionner les muscles, de tenir debout, de faire quelques pas et même de shooter.

Ces exosquelettes se développent rapidement et ont des domaines d'application très variés : sociétale pour porter des charges lourdes et réduire la pénibilité au travail, médical pour palier à des déficiences physiques, etc. Ils demandent une adaptation importante de l'utilisateur qui doit s'entraîner à produire les signaux cérébraux et qui porte ensuite le matériel qu'est l'exosquelette.

Il y a en fait d'importants freins en lien avec le décodage de l'intention motrice de la personne. « Attention au décalage entre la réalité technologique et l'imaginaire qui est très fantasmé, continuons à avancer en se souvenant qu'il y a toujours un humain au contrôle » nous rappelle le chercheur français du CNRS, Nathanaël Jarrassé. Le sujet est immense, à la hauteur de la complexité du cerveau humain détenteur de 86 milliards de neurones et doté d'une intelligence faite pour la vérité et la sagesse. Les scientifiques travaillent sur ce marché des exosquelettes, très prometteur pour les industriels. Il devrait atteindre, selon le cabinet de stratégie américain Grand View Research, 3,3 milliards de dollars en 2025 sur le plan mondial.

Dans le domaine du handicap, les exosquelettes semblent aujourd'hui performants comme aide à la rééducation en complément des actes de kinésithérapie. En plus de l'efficacité, il y a un côté ludique et novateur certainement intéressant, notamment pour maintenir la motivation et entretenir l'assiduité dans les prises en charge chroniques pluri-hebdomadaires, comme c'est le cas dans le handicap.

Les séances de kinésithérapie restent indispensables pour lutter contre les déformations, maintenir les amplitudes articulaires et entretenir les muscles encore actifs. Lors des consultations de suivi, je prends le temps de questionner le jeune, de lui faire trouver par lui-même l'intérêt de ces séances fastidieuses. L'assiduité, la participation active aux rééducations et la compliance au port des attelles seront toujours meilleures si le patient en a compris l'intérêt. Intérêt à ne pas être trop déformé en une attitude vicieuse qui occasionnera des douleurs, des positions inconfortables pour maintenir un appui au sol ou pour dormir, des manipulations périlleuses pour s'habiller, se chausser. Il est en effet compliqué d'enfiler son pantalon ou de se le faire enfiler par une tierce personne quand on ne peut pas, même passivement, étendre sa jambe et que celle-ci reste en flexion de

90°, au niveau du genou – position vicieuse acquise à force de rester assis dans un fauteuil roulant. À force d'être positionné 15 heures/jour sans bouger dans un fauteuil, le corps prend vite la forme de l'assise avec des attitudes en flexion de hanches et de genoux. Or ces flexions deviennent irréductibles s'il n'y a pas de séances de kinésithérapie ou de port d'attelles.

*

Stéphanie, l'infirmière qui nous rejoint, m'aide à clore plus rapidement le sujet des exosquelettes. Pour Salma, ils ne sont malheureusement pas plus envisageables actuellement que la thérapie génique. Stéphanie veut évoquer avec nous les difficultés de Salma, qui en plus de la perte de la marche, doit accepter désormais l'aide d'une tierce personne pour manger et pour passer aux toilettes. Salma avait tendance à fuir ses lieux, ce qui n'est évidemment pas sans risque médical. Maintenant elle accepte de venir à la cantine et de passer au PUM comme on dit dans notre jargon (Point urinaire médicalisé, avec toilettes équipées de lève-personne, matériels de soins urinaires et présence d'aides-soignantes et infirmières pour aider à se déshabiller, s'installer, etc.). Mais dans ces moments-là d'actes du quotidien – manger, aller aux toilettes – elle devient mutique. Elle refuse de parler à ses aidants. Cette perte d'autonomie lui fait renoncer à son intimité. Cette perte de soi est intolérable pour la jeune fille. Alors pour éviter cette pesanteur du quotidien, elle se mure dans le silence.

Ni les professeurs, ni moi n'imaginions un tel comportement. Les professeurs connaissent une élève vive, intéressée et ayant réussi à nouer de bonnes amitiés. Salma est aussi tout à fait à l'aise avec moi, en consultation, lorsqu'elle exprime son désir d'autonomie.

La conversation a vite pris une tournure philosophique sur le fait que l'être humain est un sujet de relations. Il existe au travers du regard des autres, il se révèle au sein d'une communauté, d'un groupe et découvre ses talents auprès des autres. Par ces relations, l'être humain commence à se considérer lui-même et à exister.

D'une intelligence très vive, Salma pouvait comprendre que nous sommes tous contraints aux relations, que nous dépendons tous les uns des autres. C'est une réalité de la vie : nos forces et nos fragilités nous lient. Qu'on le veuille ou non, que l'on soit en situation de handicap ou non, sans nous en rendre compte, le lien fait partie intégrante de notre vie : il y a ceux qui produisent ce que nous mangeons et ceux qui le vendent. Il y a ceux qui construisent et entretiennent nos bâtiments. Il y a ceux qui soignent et ceux qui produisent les médicaments. Il y a ceux qui créent, fabriquent, vendent nos vêtements, nos outils. Il y a ceux qui nous protègent et assurent notre sécurité. Il y a ceux qui nous distraient, nous donnent de la joie. Nous participons tous à cet équilibre général. On ne peut nier ces relations que nous avons les uns aux autres et qui donnent d'ailleurs tout le sens de la fraternité – une fraternité où la notion de libre arbitre est fondamentale. Chacun reste libre et responsable de ses décisions. Notre dépendance révèle l'humanité.

Dans notre société, où le *Do it yourself* et la réussite personnelle sont érigés au rang de valeur suprême, la dépendance apparaît comme une faiblesse honteuse. Rappelons-nous que, selon l'anthropologue Levi-Strauss, « la dépendance a rendu possible quelque chose d'essentiel au fondement de toute société : l'échange et la relation. On ne peut vivre sans eux ». Il s'agit alors d'arriver à « être en relation » plus que d'« avoir des relations ».

Le sort d'une personne en situation de handicap dépend beaucoup de son entourage familial, médical, paramédical. Elle doit faire sa vie avec cette dépendance, ne pas seulement exister mais vivre bien. Choisir d'être en relation peut s'avérer difficile selon son tempérament, son état d'esprit, son désir d'indépendance, comme c'est le cas de Salma. Il est difficile d'accepter que son quotidien dépende entièrement des autres pour les actes très basiques de la vie. Salma a choisi de cloisonner ses relations : il y a les relations minimalistes pour sa survie quotidienne – être nourrie, lavée, habillée, couchée, mobilisée –, et il y a les relations pour son épanouissement personnel à lier des amitiés, à enrichir ses connaissances intellectuelles. C'est vraiment l'illustration de la différence entre « avoir des relations » pour le quotidien et « être en relation » pour l'essentiel.

Choisir d'être en relation, c'est une ouverture à l'autre et réaliser que chacun est un maillon de l'immense humanité. Nos existences reprennent les œuvres de nos prédécesseurs, les transforment, les subliment. Elles les déconstruisent et reconstruisent sans cesse pour tendre vers un peu plus de vérité et d'humanité. Nous avons donc tous, quels que soient nos différences, nos « mains dans un chapeau », un certain rôle dans cette chaîne, un certain devoir à ne pas la rompre et à tous s'accueillir comme maillon de celle-ci.

*

Cette consultation impromptue avec Salma m'a vidée. Ma blouse-armure est lourde à porter. Je vais trouver refuge dans la salle de détente de l'infirmerie. Pendant que le café coule, mon regard est attiré par une nouvelle carte postale épinglée au tableau des informations du service : *Souvenirs d'Ibiza*. Je la retourne. C'est Jérôme qui salue l'équipe ! Il est parti faire la fête, les épreuves du bac tout juste achevées.

« Ça roule pour moi ! Vous allez me manquer. Bonnes vacances à tous. Jérôme.

PS : je n'oublierai pas de continuer à vous donner des nouvelles, c'est promis. »

Sacré Jérôme, rien ne l'arrête ! La vie n'est pas triste, la vie bat fort.

Épilogue

Mais cela doit être terriblement triste ? Comment arrives-tu à tenir au milieu de tous ces jeunes en situation de handicap ? me demande-t-on régulièrement quand j'évoque avec pudeur mon univers professionnel.

Oui, souvent, je suis en colère face à la douleur de ces jeunes, à la souffrance de leur famille, aux difficultés de leurs existences. L'évolution de l'état de santé de quelques-uns m'inquiète. Certaines situations personnelles ou familiales m'effraient. Je pleure, avec des parents, la mort de leur enfant.

Je suis bousculée dans ma pratique médicale, j'ai dû apprendre ce que l'on ne m'avait jamais enseigné à la faculté : écouter, consoler, soulager.

Il m'arrive de douter de certaines de mes décisions, d'être découragée et affaiblie par des tsunamis émotionnels.

Parfois, je suis déçue de certains ou de moi-même. J'ai pu être maladroite ou détachée.

Ce qui domine mon quotidien est davantage une médecine très spécifique. Une médecine surtout humaine marquée par une fraternité bien réelle, que j'ai apprise et que j'essaye d'appliquer avec professionnalisme et affection.

Je découvre une énergie portée par les équipes soignantes et éducatives pour être toujours présente avec bienveillance auprès des jeunes et les accompagner dans leur vie. Le jour où l'un est découragé dans cet accompagnement, il y a toujours un autre pour le soutenir.

Je développe une écoute, une empathie pour accompagner au mieux mes patients et leur famille avec, j'espère, respect et humanité : être là, au plus juste, sans fuir la douleur, le silence ou les larmes.

Je ressens une grande humilité face à des personnalités exceptionnelles. Elles me rappellent que la fragilité de la vie révèle celui de sa grandeur.

Je compose avec la souffrance endurée pour beaucoup.

J'ai la joie d'avoir la reconnaissance de certains.

J'ai un profond respect et une immense admiration pour mes patients et leur famille, qui avec leur différence, leur vulnérabilité, leur singularité ont toute leur place dans la société et contribuent à la cohésion de celle-ci. Sachez que chacun garde une place particulière dans mon cœur.

J'ai rencontré des héros dont l'existence hors norme illustre toute la valeur de la vie. Ensemble, nous avons appris que lorsque conjuguer le présent est difficile, envisager le futur n'est pas hors de portée.

Toutes les situations de vie décrites dans ce récit sont réelles. Aucune n'est inventée sans cependant être absolument exacte, pour respecter le serment d'Hippocrate qui me lie à chacun de mes patients et leur famille.

Cet ouvrage a été rédigé principalement avant la pandémie de Covid-19. Aucun enfant n'a été gravement atteint par le virus. Leur jeune âge les a protégés. Ils étaient aussi mieux armés psychologiquement face aux confinements et mesures de couvre-feu que beaucoup d'autres jeunes.

Remerciements

À mes parents pour m'avoir transmis le sens de l'autre et qui ont soutenu mon désir d'être médecin ;

À Guillaume et nos enfants pour m'avoir dégagé du temps familial pour que je puisse m'isoler et écrire ;

À Guillemette Gouhier et Isabelle Mordant qui ont cru en l'importance du message de ce livre et ont rendu possible sa publication ;

À Émilie Lanez dont l'amitié et le professionnalisme m'ont constamment accompagnée dans ce projet d'écriture. Sans elle, je n'y serai pas parvenue.

À Clotilde Baville pour sa relecture pertinente et son éclaircissement sur le monde de l'édition ;

À Philippe Pozzo di Borgo qui m'a partagé son expérience d'auteur puis m'a fait l'honneur de préfacer mon livre ;

À Jérôme Rousseau dont l'énergie et l'optimisme contagieux m'ont encouragée pour me lancer d'abord et parvenir ensuite au terme de ce difficile exercice d'écriture ;

À Domitille Savard pour ses talents artistiques et ses compétences professionnelles ;

À tous ceux rencontrés depuis 15 ans, au sein de l'EREA-SESSAD Toulouse-Lautrec à Vaucresson. Sans vous, ce récit n'existerait pas. Vous en êtes l'indispensable et l'essentiel.

Merci !

Table des matières

Préface 11

Chapitre 1 – Lundi matin 15
Chapitre 2 – Mary Poppins 25
Chapitre 3 – L'heure de la récréation 43
Chapitre 4 – Consultation d'admission 57
Chapitre 5 – Encore une nuit de garde 73
Chapitre 6 – À la maison 83
Chapitre 7 – Le BAFA en fauteuil 91
Chapitre 8 – Impuissance 103
Chapitre 9 – Une main dans un chapeau 117
Chapitre 10 – Héros 127
Chapitre 11 – Espérance 139
Chapitre 12 – Avenir 147
Chapitre 13 – Progrès scientifiques 155

Épilogue 167

Remerciements 171

Imprimé en France

Composition : Nord Compo
N° d'imprimeur : 112548
Achevé d'imprimer : janvier 2022
par la Nouvelle Imprimerie Laballery
Dépôt légal : février 2022